Die „Monographien aus dem Gesamtgebiete der Neurologie und Psychiatrie" stellen eine
Sammlung solcher Arbeiten dar, die einen Einzelgegenstand dieses Gebietes in wissenschaftlich-
methodischer Weise behandeln. Jede Arbeit soll ein in sich abgeschlossenes Ganzes bilden.
Diese Vorbedingung läßt die Aufnahme von Originalarbeiten, auch solchen größeren Um-
fanges, nicht zu.

Die Sammlung möchte damit die Zeitschriften „Archiv für Psychiatrie und Nervenkrank-
heiten, vereinigt mit Zeitschrift für die gesamte Neurologie und Psychiatrie" und „Deutsche
Zeitschrift für Nervenheilkunde" ergänzen. Sie wird deshalb deren Abonnenten zu einem
Vorzugspreis geliefert.

Manuskripte nehmen entgegen

<table>
<tr><td>aus dem Gebiete der Psychiatrie:</td><td>Prof. Dr. M. MÜLLER<br>Bern, Bolligenstraße 117</td></tr>
<tr><td>aus dem Gebiete der Anatomie:</td><td>Prof. Dr. H. SPATZ,<br>Gießen, Friedrichstraße 24</td></tr>
<tr><td>aus dem Gebiete der Neurologie:</td><td>Prof. Dr. P. VOGEL,<br>Heidelberg, Voßstraße 2</td></tr>
</table>

MONOGRAPHIEN AUS DEM GESAMTGEBIETE DER NEUROLOGIE UND
PSYCHIATRIE
HERAUSGEGEBEN VON
M. MÜLLER · BERN · H. SPATZ · GIESSEN · P. VOGEL · HEIDELBERG
HEFT 85

# DIE PROGNOSE DER NEUROSEN

## VERLAUFSFORMEN UND AUSGÄNGE NEUROTISCHER STÖRUNGEN UND IHRE BEZIEHUNGEN ZUR PROGNOSTIK DER ENDOGENEN PSYCHOSEN

### (120 JAHRZEHNTELANGE KATAMNESEN POLIKLINISCHER FÄLLE)

VON

DR. K. ERNST
PSYCHIATRISCHE UNIVERSITÄTSKLINIK BURGHÖLZLI - ZÜRICH

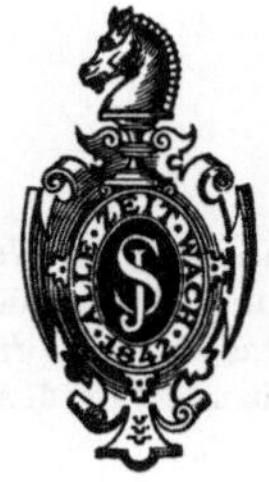

SPRINGER-VERLAG
BERLIN · GÖTTINGEN · HEIDELBERG
1959

Psychiatrische Universitätsklinik Burghölzli-Zürich

ISBN 978-3-540-02448-4     ISBN 978-3-642-86348-6 (eBook)
DOI 10. 1007/978-3-642-86348-6

DEM ANDENKEN MEINES VATERS

# Vorwort

Jeder Psychiater spürt wohl ab und zu beim Umgang mit seinen Kranken und ihren Angehörigen, daß er über die Langstreckenverläufe neurotischer Störungen viel weniger Erfahrung und Wissen besitzt als über die prognostischen Tendenzen der endogenen Psychosen. Verschiedene Fragen können sich ihm in diesem Zusammenhang stellen:

Wie schwer werden gewisse Neurotiker in sozialer Beziehung im Laufe ihres Lebens durch ihr Leiden beeinträchtigt? Wie oft und bei welchen Kranken kommt es zur chronischen Arbeitsunfähigkeit? — Ist es häufig oder selten, daß sich aus dem Bild einer Neurose eine endogene Psychose entwickelt? Wie verhalten sich in dieser Beziehung die sog. „Grenzfälle"? — Lassen sich deutliche Unterschiede in den Verlaufstendenzen der verschiedenen neurotischen Syndrome erkennen? Wie steht es mit der Häufigkeit und der Richtung der Syndromwandlungen und der Übergänge in körperliche Krankheiten? — Welches ist der Einfluß der „prämorbiden" Persönlichkeit und wie oft gelangt man anderseits zum Eindruck, daß das „äußere" Lebensschicksal den Verlauf der Krankheit beeinflußte? Wie sehen die neurotischen Ausgangszustände aus? Gibt es „Spontanheilungen"? — Welches ist die Bedeutung der Psychotherapie für die langen Verläufe der Symptome und für das innere Erleben der Kranken?

Zweifellos können solche Fragen von einem Einzelnen und in beschränkter Zeit nicht erschöpfend beantwortet werden. Immerhin schien es mir sinnvoll, durch Zusammentragen der verstreuten Literatur und durch eigene Nachuntersuchung ehemaliger neurotischer Kranker einer psychiatrischen Poliklinik einen Beitrag zur empirischen Neurosenlehre zu liefern. Daß dieser Beitrag mehr auf dem Gebiete der deskriptiven als auf demjenigen der psychodynamischen Forschung liegt, versteht sich aus seiner Methode. Dennoch ist es vielleicht nicht abwegig zu hoffen, daß die äußerliche Kenntnis des Häufigen auch zuweilen das innere Verständnis des Einzelnen fördern könne.

Zu bleibendem Dank bin ich meinem Chef, Herrn Professor M. BLEULER, für sein Interesse an meiner Arbeit und für seine anregende Kritik und Hilfe verbunden. Die Erziehungsdirektion des Kantons Zürich hat mir durch einen finanziellen Beitrag ermöglicht, mich zur Durchführung der Arbeit während eines halben Jahres von der Erwerbstätigkeit zu beurlauben. Es ist mir eine angenehme Pflicht, an dieser Stelle der Behörde meinen Dank für die großzügige Unterstützung auszusprechen.

Zum Schluß möchte ich der ehemaligen Patienten gedenken, die sich zur Nachuntersuchung bereitgefunden haben. Es war nicht immer bloß mein Insistieren, das sie zum Nachgeben veranlaßt hat: „Ich habe der Sache zwar nur halb getraut", so äußerte sich einer von ihnen und sprach damit für viele, „aber weil es vielleicht einem andern nützt, habe ichs doch riskiert."

Zürich, im Februar 1959.

# Inhaltsverzeichnis

# I. Einleitung

## 1. Die Schwierigkeiten der Verlaufsuntersuchung in der Neurosenlehre

Besser als über das wahre Glück und Unglück unserer gesunden Mitmenschen wissen wir Bescheid über die inneren Schicksale, die Hoffnungen und die Nöte unserer neurotischen Patienten. Freilich sind es weniger die Kranken der öffentlichen Ambulanzen und Spitäler, als vielmehr die gebildeteren und äußerungsfähigeren Patienten der nervenärztlichen Privatpraxis, die uns Wesentliches über ihre innere Lebensentwicklung und über die Struktur ihrer Persönlichkeit zu sagen vermögen.

Diese Kranken sind es, die durch ihr Erleben und Erkennen auf dem Wege über die psychotherapeutische Weltliteratur das Bild des Menschen, das der moderne Gebildete in sich trägt, entscheidend beeinflußt haben. Die Umrisse dieses Bildes sind uns wohl durch die theologischen, philosophischen und naturwissenschaftlichen Überlieferungen vorgezeichnet. Im Lichte der psychoanalytischen Erfahrungen und Ideen jedoch, die bekanntlich weit über die Fachkreise hinaus wirksam geworden sind, hat das moderne Menschenbild eine grundlegende Neuverteilung von Hell und Dunkel erfahren. Immer mehr Menschen messen eine neue Art von Gut und Böse am Verdrängungsbegriff, an der analytisch erweiterten Wahrhaftigkeitsforderung oder am Ziel der Bewußtwerdung. Auf jeden Fall geht seit dem Werk von SIGMUND FREUD von der Neurosenlehre infolge ihrer latent moralischen Gewalt eine faszinierende Wirkung aus. Man ahnt in ihr jene Quelle der unverfälschten Menschlichkeit, nach der man sich sehnt.

Trotz dieses grenzenlosen Interesses und trotz ihrer noch schwer zu würdigenden historischen Mission ist die Neurosenlehre in Bezug auf die reine Tatsachenforschung hinter der Lehre von den großen Psychosen zurückgeblieben; dort nämlich, wo es sich um Verläufe, Langstreckenprognosen und Ausgänge handelt. Während die klinische Psychiatrie bedeutsame prognostische Regeln für die Psychosen erarbeiten konnte, kennt die Neurosenlehre die Längsschnitte ihrer Krankheitsbilder wenig.

Die Ursachen dieser Diskrepanz sind leicht einzusehen. Bei den verhaltensgestörten Schizophrenen und Manisch-Depressiven handelt es sich vorwiegend um hospitalisierungsbedürftige Kranke, die der Psychiater oft über Jahrzehnte dauernd oder wiederholt zu behandeln hat. Auf diese Weise ließ sich gründliche Beobachtung sinnvoll mit Statistik verbinden. Demgegenüber verliert der ambulant behandelnde Nervenarzt die große Mehrzahl seiner neurotischen Kranken nach Jahr und Tag aus den Augen. Will er trotzdem am eigenen Krankengut Katamnesen erheben, so braucht er dazu unvergleichlich viel mehr Zeit als der Anstaltspsychiater.

Freilich besitzen wir schon von den Pionieren der großen Psychotherapie interessante Einzelkatamnesen. Sie sind, als klassische Beispiele, von hohem Wert und

durch keine Gruppenuntersuchung zu ersetzen. Es sei in diesem Zusammenhang nur
an die Nachworte zum „Bruchstück einer Hysterieanalyse" und zur „Analyse des
kleinen Hans" sowie an die drei kasuistischen Beispiele in der „Endlichen und unend-
lichen Analyse" von FREUD[147, 148, 150] erinnert, sowie an den Nachtrag zu seiner
„Geschichte einer infantilen Neurose" von RUTH MACK BRUNSWICK (zit. n. [139]).

Das Sammeln von Katamnesen hat sich aber in der unermeßlichen Fülle der
späteren Neurosen-Literatur nie so recht eingebürgert; sogar so wenig, daß wir
außer den erwähnten technischen auch gefühlsmäßige und ideelle Hindernisse
vermuten. Die Neurosenlehre unseres Jahrhunderts widmete sich eben mit ganzer
Kraft der psychodynamischen und psychotherapeutischen Forschung und liebte
das bloße Beschreiben nicht. Hinzukommen mag, daß der Psychotherapeut als
Anwalt des Einzelnen und seines einmaligen Lebensweges eine gewisse natürliche
Abneigung gegen die statistische Bearbeitung von Dingen empfindet, die sich in
ihrem wesentlichsten Gehalt ja nicht „zusammenstellen" lassen.

Bei der Lektüre der einschlägigen Literatur haben wir uns auch oft gefragt:
Wie soll man überhaupt „zusammenstellen", so lange über das *Wesen der Neurosen*
in der Literatur keine einheitliche Auffassung herrscht?

Neben den psychotherapeutischen und tiefenpsychologischen Werken, die Wesentliches zur ätiologischen Frage zu sagen haben, begegnet man auf der einen
Seite immer wieder Stimmen, die neurophysiologische, endokrine und konsti-
tutionelle Faktoren in den Vordergrund rücken (z. B. RÜMKE[173]). Auf der anderen
Seite wird nicht selten der Krankheitscharakter der Neurosen überhaupt bezwei-
felt (z. B. STOCKHOLM[178]). Man geht ihren soziologischen Grundlagen nach und
vermutet in ihnen schließlich die „Krankheit des Zeitalters" (z. B. HOFSTÄTTER[152])
Wieder anderen Autoren erscheint die Neurose als eine Art Vor- oder Nachsta-
dium der endogenen Psychosen (z. B. ROSEN[171]). Endlich wird jede ätiologische
Einheitlichkeit des „Syndroms" Neurose in Frage gestellt (z. B. RÜMKE[173]).

Die Streitfragen sind also genau dieselben wie auf dem Gebiet der endogenen
Psychosen. Wir sind jedoch zur Auffassung gelangt, daß diese grundsätzlichen
Divergenzen für unsere rein empirischen Zwecke keine ausschlaggebende Rolle
spielen. Was man unter „Neurose" nämlich *erscheinungsbildlich* zu verstehen habe,
darüber sind sich glücklicherweise die Autoren im allgemeinen einiger als man es
bei der bekannten Uferlosigkeit des Gebietes erwarten würde. Freilich wird es
manchmal kaum möglich sein zu unterscheiden, ob ein Kranker nicht eher im
Sinne der begriffsklaren Unterscheidung von H. BINDER* an einer „einfachen
psychogenen Entwicklung" wie an einer „Neurose" im engeren Sinne leide. Auch
unser Krankengut enthält wohl mehrere solche Fälle. Es sei deshalb hier schon
betont, daß wir das eigene Material nicht nach dynamischen, pathogenetischen
oder gar ätiologischen Gesichtspunkten, sondern rein nach „äußerlichen" *sympto-
matologischen* bzw. *deskriptiven* Merkmalen ausgewählt und unterteilt haben (vgl.
Kapitel II).

Die Hindernisse, die sich der Verlaufsforschung auf dem Gebiete der Neurosen
entgegenstellen, sind u. E. zur Hauptsache nicht grundsätzlicher Natur, sondern
es sind einerseits technische (Aufsuchen früherer Patienten), anderseits ideelle
Schwierigkeiten (Einzelschicksal kontra Statistik). Was konnte unter diesen Um-
ständen bis heute an Kenntnissen über neurotische Verläufe gesammelt werden?

* Zum Beispiel Schweiz. med. Wschr. **77**, 157—163 (1947).

## 2. Bisherige Literatur

Die folgende Literaturübersicht geht aus von den im „Zentralblatt für die gesamte Neurologie und Psychiatrie" seit 1917 referierten einschlägigen Arbeiten. Außerdem habe ich 28 schweizerische und 13 ausländische wissenschaftlich und psychotherapeutisch tätige Nervenärzte und Psychiater schriftlich um Anregungen zum zusätzlichen Literaturstudium gebeten*. Es spricht für die Zerstreutheit und geringe Durchschlagskraft der bisherigen Verlaufsforschung, daß ich auf diesem Wege nur dreimal Literaturhinweise erhalten konnte. — Das „Handbuch der Neurosenlehre und Psychotherapie" von FRANKL und Mitarbeitern[143] ist noch nicht vollständig erschienen. Eine Durchsicht des Inhaltsverzeichnisses läßt vorläufig keinen Titel erkennen, der auf eine spezielle Darstellung von Verläufen und Prognosen hinweist.

Bei der folgenden Übersicht über die mir zugänglich gewordene Literatur katamnestischer Sammelarbeiten berücksichtige ich nur die Arbeiten, die entweder durch den Umfang ihres Materials oder durch die Dauer ihrer Katamnesen oder durch die Gründlichkeit ihrer Methode aus der großen Zahl der einschlägigen Arbeiten hervorragen und deren Angaben so ausführlich gehalten sind, daß ihre Resultate in irgend einer Hinsicht mit denjenigen anderer Autoren verglichen werden können. Die Arbeiten werden hier nur kurz zitiert, sie werden aber z. T. in den späteren Kapiteln mit den eigenen Resultaten zu vergleichen sein. Selbstverständlich wollen wir nur auf die Arbeiten über ambulantes Krankengut ausführlich eingehen. Die Resultate an hospitalisierten Kranken mit ihren ganz anderen Lebenssituationen, Persönlichkeitsstrukturen und Verhaltensstörungen werden uns aber oft aus Vergleichsgründen interessieren.

*A*) Über das Krankengut der *freien ärztlichen Praxis* sind uns nur 2 Arbeiten bekannt geworden:

1. DENKER[2] studierte 1939 in New York die Katamnesen von 500 neurotischen Patienten praktischer Ärzte. Er stützte sich dabei, soviel wir seiner Arbeit entnehmen, oft nicht auf persönliche Nachuntersuchungen, sondern z. T. lediglich auf die Krankenkassenkartei. Alle Patienten waren 3—6 Monate lang krank gewesen, bevor sie wegen völliger Arbeitsunfähigkeit entschädigt wurden. — Nach 1 Jahr waren noch 55%, nach 2 Jahren noch 28%, nach 5 Jahren noch 10% (teilweise ?) arbeitsunfähig. — Die Tendenz des Autors geht dahin, auf die erfreulichen Erfolgsmöglichkeiten auch des Allgemeinpraktikers hinzuweisen. Trotzdem die Arbeit keinen Aufschluß über die genauere Soziologie, die Persönlichkeitsstruktur, die Symptomatik und die feineren Besserungskriterien ihres Materials gibt, gewährt sie doch einen Überblick über den Verlauf der versicherten Arbeitsunfähigkeit bei Störungen, für die keine somatische Ätiologie gefunden wurde.

2. WHEELER und Mitarbeiter[19] haben 1950 in USA 171 20jährige Katamnesen von angstneurotischen und neurasthenischen Patienten einer kardiologischen

---

* Die namentliche Erwähnung aller dieser Persönlichkeiten ist hier nicht möglich. Ich bin ihnen allen zu aufrichtigem Dank verbunden für ihre Bemühung um die Beantwortung meiner Frage.

Meinen besonderen freundschaftlichen Dank möchte ich Herrn Dozent. Dr. med. VOLKHART ALSEN aus der Psychiatrischen Universitätsklinik Münster in Deutschland aussprechen. Er hat mir durch die uneigennützige Überlassung seines für eigene Publikationen bereitgestellten Literaturverzeichnisses eine große Arbeit erspart.

Privatpraxis erhoben. Die Arbeit ist vor allem deshalb bemerkenswert, weil die Autoren dank ihrer äußerst intensiven Sucharbeit (unter Zuhilfenahme von Radioaufrufen, polizeilichen Nachforschungen usw.) fast alle Patienten ihres Ausgangsmaterials, nämlich 171 von 173, wieder auffinden konnten. 60 wurden persönlich, die übrigen durch Fragebogen erfaßt. — 12% waren im Zeitpunkt der Nachuntersuchung seit mindestens 5 Jahren symptomfrei, 35% zeigten noch Symptome, litten aber praktisch nicht darunter, 38% waren in ihrer Arbeitsfähigkeit leicht eingeschränkt und litten in leichtem Maß an ihren Symptomen, 15% litten in mittlerem bis schwerem Grade an ihren Symptomen und waren in ihrer Arbeitsfähigkeit erheblich eingeschränkt. (Diese Zahlen beziehen sich auf die 60 persönlich Nachuntersuchten.) Psychosomatische Krankheiten und Tod waren nicht häufiger als in der Gesamtbevölkerung und Psychosen waren nicht ausgebrochen. — Die Autoren betonen den über Erwarten günstigen Verlauf, den das Leiden in subjektiver und objektiver Beziehung im allgemeinen genommen hatte.

*B)* Aus *öffentlichen Ambulatorien* stammen die folgenden 3 Arbeiten:

1. ANNEMARIE DÜHRSSEN[4] hat 1957 versucht, 300 neurotische Kassenpatienten des Berliner Zentralinstitutes für psychogene Erkrankungen 3 Jahre nach durchschnittlich 90stündiger analytischer Behandlung, wenn möglich persönlich, nachzuuntersuchen. In 75—84% der Fälle wurde ein befriedigender Verlauf festgestellt, wobei die Patienten arbeitsfähig waren, den Arzt nur noch selten oder gar nicht mehr benötigten und sich im allgemeinen ordentlich wiederhergestellt fühlten. Nicht enthalten ist in diesem Material freilich das Drittel aller überwiesenen Fälle, bei denen infolge ihrer ungünstigen Prognose keine Behandlung eingeleitet worden war. Bei Einbeziehung dieses Drittels findet die Autorin, daß bei 50—60% aller überwiesenen Kranken durch die psychotherapeutische Behandlung geholfen werden konnte. Inwiefern ein Auswahleffekt durch die unerreichbaren (verweigernden?) Patienten zustandekommen könnte, wird nicht analysiert. Von Interesse ist die Feststellung, daß die ursprünglichen Prognosen nur in 4% der Fälle zu günstig, aber in 22% zu ungünstig gestellt worden waren. Psychosomatische und psychotische Entwicklungen werden nicht erwähnt.

2. VERENA MIDDENDORP[11] hat sich 1956 an 98 neurotische Patienten unserer Poliklinik gewendet, die 3—6 Jahre vorher bei uns eine psychotherapeutische Kurzbehandlung erhalten hatten. Ausgeschieden wurden lediglich Fälle, die weniger als 5mal erschienen waren. Im Maximum umfaßte die Behandlung 70 Konsultationen in 2 Jahren, im Durchschnitt 19 Konsultationen in 6 Monaten. Angewendet wurden psychagogische, kathartische und analytisch orientierte Gespräche, seltener Hypnose, autogenes Training und Narkolyse. Von den 98 aufgebotenen Patienten konnten 60 persönlich nachuntersucht werden, 12 antworteten schriftlich und 1 telephonisch; 17 antworteten nicht, 8 verweigerten eine Kontaktnahme ausdrücklich. Von den 60 persönlich Nachuntersuchten litten damals 37 vorwiegend an körperlichen und 23 vorwiegend an psychischen Symptomen. Bei der Nachuntersuchung waren 13 symptomfrei (9 davon zeigten noch Reste der früheren Fehleinstellung), 14 gebessert, 23 unverändert, 8 verschlechtert und 2 hatten einen Symptomwandel durchgemacht. 14mal bestand der Eindruck, daß durch die Therapie die Persönlichkeit freier und reifer geworden war. 50 von den 60 Patienten hielten subjektiv dafür, daß ihnen die Behandlung geholfen habe. Ein Übergang in ein fragliches psychosomatisches Leiden (Blutdruckkrisen nach Atem-

not) wurde nur 1mal, Übergang in Psychosen nie beobachtet. In Übereinstimmung mit DÜHRSSEN findet die Autorin, daß die Prognosen ärztlicherseits im allgemeinen zu schlecht gestellt worden waren. Die Arbeit enthält weitere interessante Gesichtspunkte, auf die wir im Kapitel über die psychotherapeutischen Belange zurückkommen werden.

3. CANESTRINI u. MORENO[1] gingen 1957 von 500 Patienten aus, die vor 26 bis 31 Jahren die Römische Psychiatrische Universitätspoliklinik aufgesucht hatten. Sie konnten indessen nur noch 50 Patienten ausfindig machen, die sie alle persönlich nachuntersuchten. Sie fanden 68% gebessert, 18% unverändert und 14% verschlechtert. Psychosomatische Krankheiten schienen keine besondere Rolle zu spielen. 1 Patient erkrankte in der Zwischenzeit an manisch-depressivem Kranksein, einige wenige an Schizophrenie (genaueres s. im Kapitel über die Beziehungen zu den endogenen Psychosen). Wir werden auf diese gründliche Arbeit mit ihrer sorgfältigen Kasuistik noch mehrfach zurückkommen.

2 weitere Arbeiten über ambulantes neurotisches Krankengut betreffen depressive (ZIEGLER u. HEERSHEMA[20]) und zwangskranke Patienten (MÜLLER[13, 14]). Es ergibt sich bei diesen beiden Gruppen vor allem eine erheblich größere Erkrankungswahrscheinlichkeit an Psychosen. Wir werden diese Arbeiten in den entsprechenden Abschnitten des Kapitels VII ausführlicher berücksichtigen.

Mit diesen 3 bzw. 5 Arbeiten ist unsere Literaturkenntnis über große und gründliche Verlaufsuntersuchungen bei ambulanten neurotischen Kranken bereits erschöpft.

*C)* Über neurotisches Gesamtkrankengut *hospitalisierter* Patienten berichten die katamnestischen Untersuchungen von ROSS 1936[17], HAMILTON 1941/42[6, 7], RENNIE 1953[16], LANGEN u. VEIT 1954[9] und EITINGER 1955[5].

Das Schicksal von hospitalisierten Kranken mit ausgewählten Syndromen behandeln die Arbeiten von HARRIS 1938[8] und von MILES 1951[12] über Angstkranke, von ZIEGLER u. PAUL 1954[21] und von LJUNGBERG 1957[10] über Hysterien und von EDITH RÜDIN 1953[18] über Zwangskranke.

Wir werden auf diese Arbeiten in den entsprechenden Abschnitten des Kapitels VII zurückkommen. 2 katamnestische Arbeiten aus medizinischen Kliniken über die Häufigkeit fehldiagnostizierter „Neurosen" von COMROE 1936[27] und von FRIESS 1942[32] werden wir im letzten Abschnitt des Kapitels VIII behandeln.

Zahlreiche weitere Arbeiten bringen zwar im einzelnen interessante Resultate, können aber infolge zu allgemein gehaltener Angaben über die Auswahl des Materials, die Dauer der Katamnese oder die Methode der Nachuntersuchung untereinander und mit den oben angeführten Studien nicht verglichen werden[22-49]. Andere Arbeiten betreffen den unmittelbaren Behandlungserfolg und geben insofern Ausschnitte aus Verläufen, enthalten aber keine Katamnesen[50-88].

*D)* Beim *Vergleich* der referierten Arbeiten untereinander ergeben sich auffallende *Übereinstimmungen,* die unten im zweiten Abschnitt der Kapitelzusammenfassung aufgeführt werden. Auf Besonderheiten in den Verlaufstendenzen gewisser Syndrome, wie sie sich in mehreren Arbeiten abzeichnen, wird in den entsprechenden Abschnitten des Kapitels VII zurückzukommen sein.

Will man mehr ins einzelne gehen, muß man die Verschiedenheiten des Ausgangsmaterials im Auge behalten. So sind z. B. die Fälle von DENKER nicht unausgewählte Neurotiker des praktischen Arztes schlechthin, sondern sie waren zu Beginn der Beobachtungszeit ausnahmslos in ihrer Arbeitsfähigkeit schwer gestörte Versichterte. Von den Fällen von WHEELER z. B. dürfte dies nicht gelten. Die Fälle von DÜHRSSEN waren größtenteils analysebereite, diejenigen von MIDDENDORP wenigstens behandlungswillige Kranke, was bei den Patienten von CANESTRINI u. MORENO wiederum nicht der Fall war. Berücksichtigt man diese Uneinheitlichkeit des Ausgangsmaterials, so ist man eigentlich eher über die Ähnlichkeit als über die Verschiedenheit der allgemeinen Verlaufstendenzen überrascht.

Beiträge zu den *ätiologischen* Problemen können die Verlaufsuntersuchungen nur insofern liefern, als sie Familienbildstudien mitverwerten. Die Methode ist dabei grundsätzlich die gleiche wie diejenige, welche für die endogenen Psychosen ausgebildet wurde. Mit Ausnahme der Arbeiten von EDITH RÜDIN über Zwangskranke und von LJUNGBERG über Hysteriker (beide über hospitalisiertes Krankengut) wurde dies freilich noch nie in größerem Maßstab versucht (vgl. unsere Kapitel V und VI).

### 3. Zur Methode und Stellung der Verlaufsforschung innerhalb der Neurosenlehre

1. Wird es gelingen, das Material so zu sichten und zu bearbeiten, daß ein erheblicher Teil der Ergebnisse mit den Resultaten anderer Untersucher *vergleichbar* sein wird? — Nur in diesem Fall kann natürlich von einem Forschungsbeitrag überhaupt die Rede sein.

Es ist ein ausgesprochener Nachteil der einschlägigen Literatur, daß ihre Angaben über Art und Auswahl des Krankengutes und über die Nachuntersuchungsmethode meist wenig ausführlich gehalten sind. Die Lektüre wird dadurch zwar weniger mühselig, aber die Ergebnisse lassen sich am Schluß mit denen anderer Autoren nicht mehr in Beziehung setzen. Daraus resultiert bei manchem sachkundigen Leser schließlich die Überzeugung, daß die empirische Neurosenforschung, sobald sie über das Studium des Einzelfalles hinausgehe, wegen ihrer Verschwommenheit ein hoffnungsloses Arbeitsgebiet sei. Demgegenüber gelangten wir zur Überzeugung, daß eine empirische Neurosenforschung möglich ist — aber nur, soweit die Untersucher über die Natur ihres Ausgangsmaterials und die Grenzen ihrer Untersuchungsmethoden Rechenschaft ablegen. Und zwar muß ein solcher methodischer Rechenschaftsbericht auf unserem Gebiet ungleich eingehender sein als dies bei der Untersuchung endogen geisteskranker Anstaltspatienten bisher üblich war. Bei den Anstaltspatienten schafft die Hospitalisierungsbedürftigkeit wenigstens ein gemeinsames äußerliches Merkmal in Bezug auf die soziologische Ausgangssituation („gefährdete“, „gefährdende“ und „lästige“, also stark verhaltensgestörte Patienten); beim ambulanten Krankengut einer Poliklinik bedarf die „situative“ Zusammensetzung des Probandenmaterials, wie wir im nächsten Kapitel sehen werden, besonderer Berücksichtigung, weil sonst Korrelationen mit gewissen Charaktereigenarten und damit mit wesentlichen prognostischen Tendenzen übersehen werden.

2. Daß unsere Arbeit wenig beizutragen hat zu den Problemen der inneren Dynamik und der großen Psychotherapie der Neurosen, versteht sich aus ihrer Methode. Angesichts der umfassenden, geisteswissenschaftlich befruchteten und befruchtenden Neurosenlehren mag unsere Arbeitsweise sogar rückschrittlich

anmuten. Wir sind indessen der Ansicht, daß die großen psychotherapeutisch orientierten Neurosenlehren bisher die Entwicklungsstufe der *deskriptiven* klinischen Psychiatrie nicht gültig absolviert und echt überwunden haben, sondern daß sie neben der Klinik vorbeigewachsen sind. Diese divergente Entwicklung hatte seinerzeit wohl ihren tiefen historischen Sinn, und sie hat ja auch Früchte von unabsehbarer Bedeutung getragen. Heute aber, angesichts der Heerscharen von Patienten, mit welchen unsere soziale Medizin uns konfrontiert, ist der alte Kampfgeist zwischen den klinischen Psychiatern und den Psychotherapeuten merklich abgeflaut. Die vielfach noch übriggebliebene Dichotomie hat damit aufgehört, für unsere praktische Fortbildung und unsere tägliche Arbeit fruchtbar zu sein. Wenn deshalb unsere Arbeit etwas beizutragen vermag zur Belebung der Beziehungen zwischen klinischer und psychotherapeutischer Neurosenlehre, hat sie ihr Ziel erreicht.

*Kapitelzusammenfassung*

Die Erforschung der langen Verläufe neurotischer Störungen wurde bisher gehemmt durch technische Schwierigkeiten (Aufsuchen der ehemaligen Patienten), durch wissenschaftsgeschichtliche Hindernisse (Entfremdung von Klinik und Psychoanalyse) und durch ideelle Einwände (Nutzlosigkeit der Statistik für die psychotherapeutische Praxis und Gedankenwelt). Demgegenüber sind die prognostischen Regeln für die hospitalisierungsbedürftigen endogenen Psychosen viel besser bekannt.

Die bisherige neurosen-katamnestische Literatur wird zusammenfassend dargestellt, soweit sie vergleichbare Ergebnisse enthält. Es zeigt sich, daß die meisten Autoren durch die „günstigen" Verlaufstendenzen beeindruckt waren. Ausgänge in chronische psychosomatische Leiden, in neurotische Invalidität und in Psychosen vom endogenen Typ sind selten. Nur für die Zwangsneurosen scheint die Erkrankungswahrscheinlichkeit an endogenen Psychosen erheblich erhöht. Die Nachbesserungstendenzen überwiegen im allgemeinen gegenüber den Verschlechterungstendenzen im Laufe der Jahre und Jahrzehnte. — Die Versuche, die Erfolge der Psychotherapie statistisch zu beweisen oder auszuschließen, sind nicht gelungen, da den behandelten Patienten keine gleichwertigen unbehandelten „Kontrollgruppen" gegenübergestellt werden konnten.

Es wird darauf hingewiesen, daß eine Verlaufsuntersuchung auf dem Gebiet der Neurosen nur dann vergleichbare und verwertbare Resultate ergeben kann, wenn sie genaue Rechenschaft ablegt über die ihr Ausgangsmaterial betreffenden Auswahleffekte und über ihre Nachuntersuchungsmethoden. — Das hauptsächliche Ziel unserer vergleichenden Untersuchung von Verläufen und (in beschränktem Maß) von Familienbildern ist es, einen Beitrag zur *empirischen* Neurosenlehre zu liefern.

## II. Die Auswahl des Materials

Zur besseren Übersicht empfiehlt es sich, die Kapitelzusammenfassung S. 16 *zuerst* zu lesen.

### 1. Übersicht über das endgültige Material

Aus darstellerischen Gründen skizzieren wir zuerst unser endgültiges Krankengut, bevor wir schrittweise beschreiben, auf Grund welcher Auswahlvorgänge wir es gewonnen haben.

**a) Zeitraum der Erstuntersuchung.** Alle Kranken besuchten die Poliklinik in den Jahren 1932 bis 1939. Zum Teil waren sie auch früher schon unsere Patienten gewesen.

**b) Zugewiesen** wurden die Kranken durch

Tabelle 1

|  | Männer | Frauen | Zusammen |
|---|---|---|---|
| Medizinische Klinik . . . . . . . . | 17 | 19 | 36 |
| Medizinische Poliklinik. . . . . . | 5 | 7 | 12 |
| Andere Kliniken und Polikliniken (Frauen besonders gynäkolog. Kl.) | 2 | 12 | 14 |
| Andere Krankenhäuser. . . . . . | 2 | 4 | 6 |
| Privatärzte . . . . . . . . . . . . | 10 | 11 | 21 |
| Mütter . . . . . . . . . . . . . | 3 | 1 | 4 |
| Selber bzw. auf nichtärztlichen Rat | 14 | 12 | 26 |
| Fraglich . . . . . . . . . . . . | 0 | 1 | 1 |
|  | 53 | 67 | 120 |

3 männliche und 3 weibliche Patienten waren bettlägerig und wurden konsiliarisch auf den entsprechenden Krankenabteilungen untersucht.

2 Männer und 9 Frauen suchten in späteren Jahren die Poliklinik selbständig wieder auf, nachdem sie das erste Mal ärztlich überwiesen worden waren. 13 weitere Männer und 15 weitere Frauen wurden später auf anderen Wegen wieder zugewiesen.

**c) Diagnostische Zusammensetzung**

Tabelle 2

| Hauptsyndrom im Zeitpunkt der Erstuntersuchung | Männer | Frauen | Zusammen |
|---|---|---|---|
| Hysterie . . . . . . . . . . . . | 1 | 26 | 27 |
| „Hysterische "Krankheitssucht . . | — | 5 | 5 |
| Neurotische Depressionen . . . . | 6 | 3 | 9 |
| (Pseudo-)Neurasthenie (inkl. Impotenz, Schlafstörungen) . . . . . | 19 | 10 | 29 |
| „Magenneurosen" . . . . . . . . | 8 | 3 | 11 |
| Andere Organneurosen . . . . . | 4 | 5 | 9 |
| Hypochondrie . . . . . . . . . | 3 | — | 3 |
| Angstneurosen . . . . . . . . . | 4 | 9 | 13 |
| Pavor nocturnus . . . . . . . . | — | 1 | 1 |
| Bettnässen . . . . . . . . . . | 1 | — | 1 |
| Stottern . . . . . . . . . . . . | 4 | — | 4 |
| Mit Neurosen kombinierte psychosomatische Leiden (3 Asthma, 1 Ekzem) . . . . . . . . . . | — | 4 | 4 |
| Charakterneurosen (sensitive, schizoide) . . . . . . . . . . | 3 | 1 | 4 |
|  | 53 | 67 | 120 |

Ein Vergleich mit den Zahlen der Jahresberichte über das Gesamtkrankengut zeigt, daß unser endgültiges Material prozentual etwas weniger Hysterien aufweist als die Gesamtheit aller Neurotiker, besonders bei den Männern. Wahrscheinlich haben sich unter den in Wegfall gekommenen sozial entgleisten Charaktergestörten relativ viele Hysteriker befunden (vgl. Abschnitt 4).

**d) Psychotherapien** im Sinne einigermaßen regelmäßiger und planvoller Behandlungen von mindestens 5 Sitzungen kamen im Laufe der ganzen Beobachtungszeit etwa bei einem Viertel der Fälle, meist bei uns und seltener bei anderen Nervenärzten, zustande (vgl. Kapitel X).

Nach dieser Übersicht über das endgültige Krankengut haben wir nun das Ausgangsmaterial und unsere Auswahlkriterien zu beschreiben.

## 2. Betrieb und Krankengut der psychiatrischen Universitäts-Poliklinik Zürich

Den alten Jahresberichten und persönlichen Mitteilungen von Herrn Professor A. GLAUS, dem leitenden Arzt der Poliklinik von 1933—1957, entnehmen wir Folgendes:

**a) Ärztliche Leitung.** Während die 2—3 Assistenzärzte ziemlich häufig wechselten, trat in den Jahren 1933—1939 weder in der Person des Klinikdirektors (Prof. H. W. MAIER) noch in der Person des leitenden Oberarztes der Poliklinik ein Wechsel ein. Die diagnostischen und therapeutischen Prinzipien blieben deshalb während jener Jahre denkbar konstant und einheitlich.

**b) Krankengut.** In soziologischer Hinsicht bestand das Krankengut der Poliklinik vorzugsweise, wenn auch keineswegs ausschließlich, aus Patienten der weniger bemittelten Schichten. Jährlich wurde die Poliklinik damals von 1500 bis 2100 Patienten aufgesucht, die zum größten Teil von anderen Kliniken und von Privatärzten überwiesen wurden. Insgesamt wurden damals jährlich zwischen 4000 und 6000 Konsultationen erteilt. — Etwa 2—5% aller Kranken wurden von Gerichten, etwa 4—8% von Vormundschaftsbehörden zur Begutachtung und eventueller Behandlung zugewiesen. Den Anteil der Patienten, die die Poliklinik spontan oder auf nicht-ärztlichen Rat hin aufsuchten, schätzen wir auf 5—15%. Nicht ganz 10% der untersuchten Kranken waren bettlägerig und wurden konsiliarisch in den somatischen Kliniken und in andern Krankenhäusern besucht.

**c) Therapeutische Möglichkeiten.** Schon in jenen Jahren bedauerte der leitende Arzt in seinen Jahresberichten das Überhandnehmen der Gutachtertätigkeit, welche sich oft auf Kosten der therapeutischen Aktivität auszudehnen schien. Besonders zahlreich waren die Untersuchungen von Schwangeren, die auf die Indikation zur gesetzlich erlaubten Interruptio graviditatis zu untersuchen waren. Rund die Hälfte der weiblichen Zugänge wurden damals mit dieser Fragestellung überwiesen.

Indessen hat die in Zürich von AUGUST FOREL, EUGEN BLEULER u. C. G. JUNG ausgehende Tradition ein Schwinden der psychotherapeutischen Tätigkeit verhindert. Freilich geht aus den Krankenblättern hervor, daß Psychotherapie den Kranken häufiger vorgeschlagen als von ihnen akzeptiert worden ist. Eine Übersicht der an unserem Krankengut durchgeführten Psychotherapien gibt Kapitel X. Es geht daraus hervor, daß die Mehrzahl der Kranken als psychotherapeutisch unbehandelt gelten kann.

### 3. Diagnostische Zusammensetzung des poliklinischen Gesamtkrankengutes 1932—1939

Nach den damaligen Statistiken wurden innerhalb dieser 8 Jahre 12235 Patienten in unserer Poliklinik gesehen, und zwar genau 30% Männer und 70% Frauen. Der Überschuß an Frauen rührt fast ausschließlich von den Schwangeren her, die ein Attest zur interruptio graviditatis wünschten. Wenn man die Gruppe dieser Schwangeren ausscheidet, betrug der Anteil der *Neurotiker* (nach Abzug der etwa 200 vorwiegend psychopathischen Sexualdelinquenten) mit rund 1280 Fällen 15—20% aller Kranken für beide Geschlechter.

Diese Ziffer ist deutlich kleiner als die 30—35%, die CANESTRINI u. MORENO[1] als typisch und verbreitet für das Krankengut öffentlicher psychiatrischer Ambulatorien ansehen. Da wir die Schwangeren, welche die Vergleichbarkeit mit dem weiblichen Krankengut ausländischer Ambulatorien in erster Linie beeinträchtigen, bereits für unsere Berechnung ausgeschieden haben, muß der Grund dieser Abweichung anderswo liegen. Wir vermuten ihn in der Etikettierung unserer verhaltensgestörten Charakterneurotiker als „*Psychopathen*". Rechnet man die 15—20% Psychopathen unseres Krankengutes nämlich zu den 15 bis 20% der Neurotiker, ergibt sich Übereinstimmung mit dem erwähnten Drittel, das die „Neurotiker" im allgemeinen einnehmen.

Der Rest unseres poliklinischen Krankengutes verteilt sich etwa zu gleichen Teilen auf Schwachsinn, Schizophrenie und verschiedene Störungen.

Die Analyse des inneren Aufbaus unserer 1280 Neurosen nach Syndromen ergibt bei den Männern rund 5—15% Hysteriker, bei den Frauen schwanken die Zahlen zwischen 30 und 60%. Die organneurontischen, neurasthenischen und angstneurotischen Bilder sind in den Jahresberichten nicht speziell angeführt. Die Zwangsneurotiker machen etwa 3% aller Neurotiker aus.

Soweit die Statistiken der alten Jahresberichte. — Aus Zeitmangel haben wir nun nicht alle 12235 Krankengeschichten der Jahre 1932—1939 durchgesehen, sondern nur die Buchstaben A—L, welche rund 7000 Krankengeschichten umfassen. Darunter fanden wir nach Abzug der Schwangeren in der Tat etwa 15 bis 20%, nämlich rund 800 „Neurotiker" und „Psychoneurotiker" der verschiedensten Unterdiagnosen. Für unsere Auswahlzwecke erwiesen sich aber diese Diagnosen als ungenügend. Eine Durchsicht der Krankengeschichten war in jedem Falle notwendig.

### 4. Diagnostische Auswahl des Ausgangsmaterials

Selbstverständlich schieden wir die eindeutig Schwachsinnigen, Hirnorganiker, Epileptiker, Schizophrenen und Manisch-Depressiven (samt den klimakterischen und involutiven Depressionen) auch dann aus, wenn außer der Hauptkrankheit noch neurotische Züge zu erkennen waren.

Aufgenommen wurden hingegen solche Fälle, bei denen der damalige Untersucher „hinter" der Neurose noch eine „latente" Schizophrenie oder eine „endogene Komponente" vermutet hatte, ohne aber in dieser Richtung deutliche Symptome anzuführen. (Vorweggenommen sei, daß sich bei keinem von den Nachuntersuchten dieser Kategorie später wirklich eine endogene Psychose entwickelt hat; vgl. Kapitel V.)

Im ganzen brachte die rein diagnostische Grenzziehung seltener, als wir es anfänglich befürchtet hatten, Auswahlprobleme mit sich. — Freilich sei hier nochmals betont, daß wir im konkreten Fall nicht immer eine klare Grenze der „Neurosen" gegenüber chronischen „psychoreaktiven Entwicklungen" zu ziehen vermochten und daß vielleicht andere Untersucher einige solcher Fälle aus unserem Krankengut ausgeschlossen hätten.

Die 16 *Zwangsneurotiker*, auf die wir bei unserer Sucharbeit stießen, fielen für unser Ausgangsmaterial weg, weil die langen Katamnesen der Zwangskranken am Material unserer Poliklinik von MÜLLER[13, 14, 15] bereits bearbeitet worden sind. Wir werden im 4. Abschnitt des Kapitels VII auf seine Ergebnisse zurückzukommen haben.

*Altersgrenzen* spielten für uns kaum eine Rolle, da Kinder nur selten in unsere Sprechstunde gebracht wurden. Die *untere* Altersgrenze nahmen wir beim Abschluß der biologischen Pubertät an. Der jüngste Proband war ein damals 15-jähriger, körperlich normal entwickelter Stotterer. In psychologischer Beziehung konnte man freilich einige der 17—30jährigen Probanden damals als „verspätete Pubertätskrisen" auffassen — es hat aber nur bei einem von ihnen später eine Überwindung dieser „Krise" im Rahmen der Pubertätspsychologie stattgefunden (eine Entwicklung übrigens, die nicht zur Heilung, sondern in eine vegetative Dystonie mit nervösen Herzbeschwerden führte). Unser Material enthält also praktisch keine typischen „Pubertätskrisen", nachdem wir die asozialen Charakterstörungen ausgeschieden haben. — Eine *obere* Altersgrenze wurde nicht festgesetzt. Der älteste Proband war bei der ersten Konsultation ein 53jähriger Neurastheniker.

Erwartungsgemäß mußten von den rund *800 gefundenen Neurotikern* nur wenige aus diagnostischen Gründen ausgeschieden werden. Dennoch umfaßt unser wirkliches Ausgangsmaterial nur *335 Probanden. Wie kam es zu dieser massiven Reduktion?*

## 5. „Situative" Auswahl des Ausgangsmaterials

Diese Art der Auswahl ist für den größten Teil der Reduktion von 800 „Neurotikern" des Gesamtkrankengutes auf 335 des Ausgangsmaterials verantwortlich. Die situativen Auswahlkriterien erfordern eine ausführliche Darstellung, weil sie in der bisherigen statistischen Literatur trotz ihrer großen praktischen Bedeutung nur ungenügende Berücksichtigung gefunden haben.

*Unter „situativen" Kriterien verstehen wir solche, die sich auf die Lebenssituation beziehen, aus der heraus der Kranke zur psychiatrischen Beobachtung gelangte.* Berücksichtigt wird hier weniger eine „Diagnose" als der *Grad und die Art der Freiwilligkeit,* mit der der Kranke den Psychiater aufsucht. Durch diese Kriterien wurde eine beträchtliche Anzahl vorwiegend „psychopathischer" Kranker automatisch ausgeschieden. Dies entsprach unserer Tendenz, *keine vorwiegend sozial entgleisten Charaktergestörten* in unser Material aufzunehmen. Wir halten die Ablegung einer genauen Rechenschaft über die eliminierten sozial Verhaltensgestörten im Hinblick auf die Bewertung und Vergleichbarkeit unserer Ergebnisse zur *sozialen Prognose* für wichtig. — Unberücksichtigt blieben nämlich (Übersicht s. Kapitelzusammenfassung S. 16):

a) Patienten, die uns lediglich *unter dem Druck von Gerichten und Vormundschaftsbehörden* aufgesucht hatten. Hierzu gehörten einmal alle Sexualdelinquenten (vgl. dazu die katamnestischen Arbeiten von CONN[92] sowie von HOCHSTRASSER[94], LICHTENSTEIGER[98] und THÜRLIMANN[103] aus unserer Poliklinik). Ferner gehörten dazu auch alle anderen Kriminellen (RHOMBERG[100]), sowie fast alle Alkoholiker und anderen Süchtigen. Daher kommt es, daß unser Material außer 2 Homosexuellen keine eingestandenen Perversionen enthält und daß wir bei der Nachuntersuchung nur 3—4mal mittelschweren Alkoholismus gefunden haben.

Auch andere *sozial Abnorme*, wie die *haltlosen* oder *querulatorischen Charakterentwicklungen* wurden auf diese Weise fast vollzählig ausgeschieden, selbst wenn sie auf der Krankengeschichte als „Neurosen" diagnostiziert waren und man allen Grund haben konnte, sie als „Milieuschäden", „Charakterneurosen" oder „Kernneurosen" aufzufassen. (Verläufe solcher abnormer Charakterentwicklungen wurden z. B. von BÜRGER-PRINZ[89], CATALANO-NOBILI[91], GLAUS[93], ISEMANN[97], MEGGENDORFER[99], SASLOW[101], WYRSCH[104] zusammengestellt.) — Um uns keine echten Neurotiker entegehen zu lassen, haben wir andererseits die mit „Psychopathie" überschriebenen Krankengeschichten auch durchgesehen, dabei aber nur selten Neurotiker gefunden, die wir dank ihrer ordentlichen sozialen Angepaßtheit in unser Ausgangsmaterial aufnehmen konnten.

b) Auch krasse Fälle von *Begehrungsneurosen* nahmen wir nicht in unser Material auf, tolerierten aber leichtere Begehrungstendenzen, sofern der Patient außerdem noch ein therapeutisches Anliegen an den Arzt hatte. Es findet sich in unserem Material nur eine Pensionsneurose.

c) Die sogenannten „*Primitivreaktionen*", wozu fast alle der von uns konsiliarisch beurteilten *Suicidversuche* zu zählen waren, wurden ebenfalls ausgeschieden. Die Grundlage der Kurzschlußhandlung war ja fast immer zur Hauptsache eine schwere Charakterstörung und nicht ein umschriebenes neurotisches Syndrom. Die ärztliche, vor allem die psychiatrische Behandlung, war diesen Patienten meist unerwünscht; sie betrachteten sich nicht als krank.

d) Hier ist auch der Ort, die Weglassung der zahlreichen *Schwangeren* zu begründen, die die Poliklinik aufgesucht hatten, um ein psychiatrisches Attest zur legalen Interruptio graviditatis zu erlangen (über Katamnesen aus unserer Poliklinik berichten BUSER-WILDI[90] und SIEGFRIED[102]). Auch die Frauen, die sich mit psychiatrischer Indikation *sterilisieren* lassen wollten (vgl. die Arbeiten von HOLENSTEIN[95] und HOPPELER[96]), blieben unberücksichtigt. Diese besonders gekennzeichneten Krankengeschichten wurden von mir nicht auf das Vorliegen von Neurosen hin durchgesehen, trotzdem sich zweifellos Neurotikerinnen darunter befinden. Immerhin erhält man aus den oben erwähnten Arbeiten aus unserer Poliklinik den Eindruck, daß Charakter- und Konstitutionsanomalien unter diesen Patientinnen viel häufiger sind als Neurosen im engeren Sinne. Die meisten dieser Frauen wären ohne den Druck der Schwangerschaftssituation nie zum Arzt gelangt. Sie bilden eine Sondergruppe, die man schlecht mit unserem neurotischen Krankengut vergleichen könnte. Wir haben nur einen einzigen Interruptionsfall unter unseren Probandinnen. Es handelt sich dabei um eine Patientin, die uns schon vorher wegen organneurotischer Störungen zugewiesen worden war.

Unsere *situativen Auswahlkriterien* haben den Sinn, eine größere *Einheitlichkeit* unseres Ausgangsmaterials hinsichtlich der Persönlichkeitsstrukturen und vielleicht auch der sozialen Prognosen zu erreichen, als dies bei den meisten Arbeiten, die „Neurotiker" schlechthin zusammenfassen, der Fall sein kann. Den situativen

Auswahlbedingungen, die wir nochmals zusammenfassend überblicken wollen, liegt ein einfaches Prinzip zugrunde: Einbezogen werden Patienten, die sich in irgend einer Weise *krank fühlen* und die sich deswegen mindestens momentan auf irgend eine Weise ärztlich (nicht unbedingt psychiatrisch) *behandeln* lassen wollen. Beide Kriterien fehlen im allgemeinen bei den „unsozialen" Charakterentwicklungen und den Primitivreaktionen, wenigstens das zweite bei den Begehrungsneurosen und den Interruptions-Fällen. Ausgeschieden wurden demnach diejenigen Patienten, die lediglich durch *äußeren Druck* zu uns gelangten.

Bei der Bemühung, das Gebiet der „Neurosen" auf eine brauchbare Weise zu umgrenzen oder einzuteilen, wird es klar, daß wir nicht von der Kenntnis eines Krankheitswesens, von einer „Diagnose" ausgehen können, sondern daß wir uns auf die ärztlichen Grundsituationen beziehen müssen. („Der Kranke sucht mich auf, um geheilt zu werden — um sein Recht zu erlangen — er wird zu mir geschickt — gebracht — gezwungen.")

Unerwarteterweise sind wir bei der Anwendung dieser Kriterien nur selten Grenzfällen begegnet, bei denen uns die Entscheidung zur Aufnahme oder Ausscheidung als willkürlich erschien. Am ehesten begegneten wir solchen Grenzfällen noch bei den an sich nicht zahlreichen Begehrungsneurosen, sodann auch etwa bei sozial schlecht angepaßten Hysterikern. Im ganzen genommen vermute ich aber, daß auch ein anderer Untersucher nach der Lektüre der vorstehenden Kriterien im wesentlichen dieselben Fälle ausgewählt hätte — die Probe aufs Exempel wurde freilich nicht gemacht.

Unser *Ausgangsmaterial* umfaßt zweifellos das, was die meisten Psychiater als das Kerngebiet der Neurosen auffassen. Durch die situativen Auswahlkriterien wurde das Krankengut übrigens demjenigen des freipraktizierenden Nervenarztes um einen Schritt angenähert. Innerhalb des Gesamtkrankengutes unserer Poliklinik stellen unsere Fälle in Bezug auf Charakter und Intelligenz eine „Elite" dar. Unter den ca. 7000 durchgesehenen Krankengeschichten fanden wir nur 5% = 335 Neurotiker (148 Männer und 187 Frauen), die unseren Anforderungen genügten, nicht debil und nicht asozial zu sein und weder eine finanzielle Entschädigung noch eine Schwangerschaftsunterbrechung zu wünschen. Von den rund 800 als „Neurotiker" und „Psychoneurotiker" Diagnostizierten, die nach Abzug der Schwangeren in unseren 7000 Krankengeschichten zu finden waren, hatten also weniger als die Hälfte freiwillig ärztliche Behandlung aufgesucht.

## 6. Einschränkung des Ausgangsmaterials auf die Stadt Zürich

Das Identifizieren und Aufsuchen der außerhalb Zürichs Wohnenden unter den 335 Patienten wäre mit so großem Zeitaufwand verbunden gewesen, daß wir in dem uns zur Verfügung stehenden halben Jahr keine nennenswerte Probandenzahl hätten erfassen können. Wir verzichteten deshalb auf

**a) Auswärtige,** d. h. alle Patienten, die *damals* außerhalb der Stadt Zürich wohnten. Es handelt sich dabei um 54 Männer und 53 Frauen. Eine Übersicht über die Wohnorte dieser auswärtigen Patienten zeigte, daß sie nur sehr selten aus Bauerndörfern stammten, sondern daß sie meistens in größeren, bereits weitgehend industrialisierten Ortschaften wohnten. Es kam mit ihnen also keine erhebliche ländlich-bäuerliche Komponente — die in unserem Krankengut weitgehend zu fehlen scheint — in Wegfall. Unter den Berufen dieser auswärtigen Patienten häuften sich weder die vermöglichen und die gebildeten einerseits noch die armen und untergeordneten Schichten anderseits gegenüber der Stadtbevölkerung. Auch in Bezug auf die Krankheitsbilder liegen bei den Auswärtigen die prozentualen Verhältnisse fast genau gleich wie in unserem endgültigen Material: die Hysterien machen bei den Männern 4%, bei den Frauen 50% aus, die Organneurosen und Neurasthenien bilden das Gros der Männer, die Angstsyndrome sind bei den Frauen etwa doppelt so häufig wie bei den Männern, wo dafür die hypochondrischen Zustände überwiegen. Es läßt sich also bis hier weder ein soziologischer noch ein diagnostischer Auswahleffekt nachweisen.

Stichproben ergaben, daß nur wenige von den damals Auswärtigen unterdessen in die Stadt Zürich gezogen waren, so daß wir auf das systematische Heraussuchen dieser paar Zuzügler verzichteten. Unser endgültiges Material enthält nur 2 Zuzügler, einige wenige andere mögen uns entgangen sein.

**b) Weggezogene.** Mit Hilfe des Suchdienstes der städtischen Einwohnerkontrolle versuchten wir nun, die Adressen der 84 Männer und 128 Frauen, die damals in Zürich gewohnt hatten, zu ermitteln. Es ergab sich, daß 25 Männer und 34 Frauen seither aus der Stadt Zürich weggezogen waren. Man muß sich natürlich fragen, ob sich in dieser Gruppe nicht etwa „unstete", „weniger seßhafte", im positiven oder negativen Sinne irgendwie „beweglichere" Persönlichkeiten oder Berufsgruppen häuften, wodurch ein gewisser schwer einzuschätzender Auswahleffekt auf unser Material zustande käme. Die Durchsicht der Krankenblätter der Verzogenen in Bezug auf Zivilstand, Beruf und Syndrom ergab keine andere Verteilung als beim Gesamtmaterial. In Bezug auf die Persönlichkeitsstruktur können wir uns lediglich aus den Krankengeschichten kein genügend genaues Bild machen, so daß wir einen gewissen Auswahleffekt in der genannten Richtung nicht ausschließen können. Für sehr bedeutend halten wir ihn nicht.

## 7. Unauffindbare

Die bisher erwähnten Auswärtigen und Weggezogenen wären u. U. mit Hilfe der Einwohnerkontrollen der neuen Wohnortgemeinden noch zu ermitteln gewesen; nicht aber die folgenden Gruppen:

**a) Nichtgemeldete.** 3 Männer und 18 Frauen blieben für den Suchdienst wie für unsere eigenen Nachforschungen unauffindbar. Die Geschlechtsdifferenz rührt davon her, daß verheiratete Frauen bei der Behörde unter dem Namen ihres Ehemannes registriert sind und unsere Krankengeschichten die Personalien des Mannes damals nicht festhielten. Bei den 3 nichtgemeldeten Männern scheint es sich ihren Berufen nach nicht um Vaganten gehandelt zu haben (Maschinist der Bundesbahnen, Vertreter, gelernter Mechaniker). Der Grund der versäumten Meldung bei der Behörde läßt sich nicht aus ihren sozialen oder persönlichen Eigenschaften ersehen. Bei den 18 Frauen handelt es sich um 9 Ledige und 9 Verheiratete, so daß kein nennswert einseitiger Verlust in Bezug auf einen Zivilstand resultiert. In beruflicher Hinsicht fallen 3 ausländische Dienstmädchen auf, während wir in unserem 3—4mal größeren endgültigen Material nur deren 2 haben. Hier könnte also ein gewisser Auswahleffekt bestehen, der aber bei diesen kleinen Zahlen nicht ins Gewicht fällt.

**b) Als verstorben ohne auffindbare Angehörige,** die uns über die Katamnese hätten Auskunft geben können, wurden uns 6 Patienten angegeben, nämlich 2 Männer und 4 Frauen (während wir über 3 männliche und 6 weibliche Verstorbene verwertbare Katamnesen erhoben haben). Es bestehen also keine Anhaltspunkte dafür, daß wir von allen Verstorbenen unseres Ausgangsmaterials einen wesentlich kleineren oder wesentlich größeren Teil katamnestisch erfaßt haben als von allen Lebenden.

## 8. Ablehnende

An die meisten der ermittelten 126 Probanden schickten wir einen Brief, in dem wir ihnen unser Vorhaben erklärten und sie um ihre Mitarbeit baten. Etwa die Hälfte der Probanden reagierten in irgend einer Form auf dieses Schreiben, sei es, daß sie den beigeschlossenen Vordruck zurückschickten, sei es, daß die telephonierten oder schrieben. Diejenigen, die nicht reagierten, rief ich telephonisch an. Fall sie auf diese Weise nicht zu erreichen waren, kündigte ich Ihnen schriftlich meinen persönlichen Besuch auf eine Abendstunde an. Die Patienten riefen mich daraufhin meistens telephonisch an, andere erwarteten mich zu Hause. Meist wurde hinter meinem Anliegen eine getarnte Kontrolle durch eine Kranken- oder Pensionskasse vermutet, was aus populären Vorstellungen über das Funktionieren unseres Gesundheitswesens verständlich ist. Schwieriger wurde die Situation, wenn sich mir Angehörige in den Weg stellten.

Alles in allem wurden meine wiederholten Versuche zur Vereinbarung einer persönlichen Unterredung nur 6mal erfolgreich und definitiv abgewehrt (und zwar durch einen Mann und 5 Frauen, alles verheiratete Patienten).

Bei diesen 6 Patienten handelte es sich beim männlichen Probanden ursprünglich um eine neurotische Depression mit Onaniekomplex, bei den Frauen um 2 neurasthenische Depressionen und 3 Angstneurosen. Ihre damaligen Erkrankungen erschienen weder überdurchschnittlich schwer noch behandlungsresistent, von ihren Persönlichkeiten läßt sich nichts Übereinstimmendes sagen. Trotzdem ist anzunehmen, daß sich unter ihnen gewisse ängstliche, verschlossene und mißtrauische Charakterentwicklungen sowie Behandlungsmißerfolge häufen. Ihr Fehlen in unserem nachuntersuchten Material bringt deshalb wohl einen unerwünschten Auswahleffekt mit sich.

Immerhin wissen wir aus unseren telephonischen Unterredungen mit ihnen und ihren Angehörigen doch Verschiedenes über ihre gegenwärtigen Lebensumstände, so daß wir wenigstens gewisse gröbere Störungen ausschließen können. Alle 6 Probanden scheinen heute seit Jahren voll arbeitsfähig zu sein. Es ist nicht anzunehmen, daß sich unter ihnen hysterisch Invalide befinden. 5 versicherten uns ausdrücklich ihres körperlichen Wohlbefindens.

In die örtlich zuständige psychiatrische Klinik und Heilanstalt ist keiner dieser Probanden je eingetreten. Da es sich in allen Fällen um sozial bescheiden Situierte handelt, ist es unwahrscheinlich, daß ihre Familien einen Aufenthalt in einem privaten Nervensanatorium hätten finanzieren können. Es bestehen also Anhaltspunkte dafür, daß sich unter den 6 Verweigerern keine abgelaufenen Hospitalisierungsbedürftigen Psychosen befinden.

Es läßt sich sagen, daß die 6 Verweigerer, die 5% unseres endgültigen Materials ausmachen, wahrscheinlich weder in Bezug auf die damalige oder heutige Diagnose noch in Bezug auf die äußere soziale Entwicklung oder den Verlauf der Arbeitsfähigkeit eine Auswahl bilden, daß sich aber gewisse Eigenarten der Persönlichkeitsentwicklung unter ihnen häufen werden.

*Kapitelzusammenfassung*

Tabelle 3

| | Männer | Frauen | Zusammen |
|---|---|---|---|
| *Gesamtkrankengut* der Poliklinik 1932—39 (Buchstaben A—L) . . | 2200 | 4800 | 7000 |
| Ohne Interruptionsbegutachtungen bleiben . . . . . . . . . . | 2200 | 2300 | 4500 |
| Davon 15—20% Neurosen. . . . . . . . . . . . . . . . . . . | 390 | 410 | 800 |
| Nach Ausscheidung der gerichtlich und vormundschaftlich zugewiesenen Asozialen, Alkoholiker und Sexualdelinquenten, der Begehrungsneurosen und der Primitivreaktionen blieben die freiwillig ärztliche Behandlung aufsuchenden Neurotiker = 5% des Gesamtkrankengutes = 42% aller Neurotiker . . . . . . . . . | 148 | 187 | 335 |
| Nach Ausscheidung von 16 Zwangskranken (durch MÜLLER bereits nachuntersucht) umfaßt das *Ausgangsmaterial* . . . . . . . . | 138 | 181 | 319 |
| Das Ausgangsmaterial enthält keine Debile. Das Alter ist nach unten durch den Abschluß der biologischen Pubertät, nach oben nicht beschränkt. | | | |
| Vom Ausgangsmaterial kommen in *Wegfall:* | | | |
|    Damals außerhalb Zürichs Wohnende . . . . . . . . . . | *54* | *53* | *107* |
|    Seither nach auswärts Verzogene . . . . . . . . . . . . | *25* | *34* | *59* |
|    Unauffindbare . . . . . . . . . . . . . . . . . . . . . | *3* | *18* | *21* |
|    In Zürich Verstorbene ohne auffindbare Angehörige . . . . . | *2* | *4* | *6* |
|    Nachuntersuchung verweigert . . . . . . . . . . . . . . | *1* | *5* | *6* |
| *Endgültiges Material* . . . . . . . . . . . . . . . . . . . . | 53 | 67 | 120 |
| Davon verstorben mit auffindbaren Angehörigen . . . . . . . . | 3 | 6 | 9 |

Die Auswärtigen, Verzogenen und Unauffindbaren stellen weder in soziologischer noch in diagnostischer Hinsicht eine Auswahl gegenüber dem Ausgangsmaterial dar. Dasselbe gilt von den Verweigerern, unter denen sich aber wahrscheinlich ungünstige Charakterentwicklungen häufen. Endogene Psychosen scheinen sich unter den Verweigerern jedoch nicht zu finden.

Im endgültigen Material findet sich unter den Männern nur ein einziger Hysteriker, während die Hysterien bei den Frauen 40% ausmachen. Im übrigen sind bei den Männern die Neurasthenien und „Magenneurosen", bei den Frauen die Angstneurosen häufiger.

## III. Die Methode der Nachuntersuchung

Vorweggenommen sei, daß die *Dauer der Katamnesen* mindestens 18, höchstens 42 und durchschnittlich 24 Jahre betrug. (Die besonders langen Katamnesen kommen bei denjenigen Patienten zustande, die schon vor 1932 in unserer Poliklinik untersucht worden waren und die dann in den Jahren 1932—1939 wieder zu uns kamen.)

## 1. Persönliche Untersuchung

Alle 111 lebenden Probanden wurden persönlich nachuntersucht. Fragebogen wurden nicht verwendet. Die brieflichen Angaben einiger Patienten erwiesen sich bei der nachträglichen persönlichen Untersuchung als weitgehend unzutreffend. — Von den 9 verstorbenen Probanden befragten wir in 6 Fällen den Ehegatten, der bis zum Tode mit dem Patienten zusammengelebt hatte; in 2 Fällen gaben uns psychiatrische Krankengeschichten und in einem Fall der psychotherapeutisch behandelnde Nervenarzt bis zum Zeitpunkt des Todes Bescheid.

Da es galt, in der kurzen Untersuchungszeit ein Maximum an Information herauszuholen, wurde jede Unterredung individuell vorbereitet. Neben den Problemen des Einzelfalles wurden regelmäßig folgende Punkte besprochen:

*a) Elterliche Familie.* Vater, Mutter (mindestens: Geburts- und Todesjahr, Beruf, Krankheiten, Persönlichkeit, Ehe, Beziehungen zum Patienten); Großeltern, Vaters und Mutters Geschwister (mindestens: bekannte Anzahl, Todesursachen, wenn möglich wie oben); Geschwister (mindestens: Reihenfolge, Krankheiten, wenn möglich wie oben); nach dem Vorkommen von Psychosen wurde besonders und wiederholt gefragt.

*b) Kindheit und Jugend.* Milieu, soweit nicht unter a), kindliche Entwicklungsstörungen wie verspätetes Gehen und Sprechen, Stottern, Bettnässen, Pavor, Verhaltensstörungen und Eigenarten; Pubertät, Menarche, gynäkologische Anamnese; Militärdienst; Schulen, wie erlebt, ob repetiert, Prüfungen, Diplome, Berufsausbildung.

*c) Erwachsenes Leben.* Beruf (Befriedigung, Erfolg; Wechsel), Aufenthalte (Ausland), Ehen (äußerlich, emotionell), Kinder (mindestens: wie unter a); körperliche Krankheiten.

*d) Zur inneren Lebensgeschichte.* Soweit es das Vertrauen der Patienten zuließ, wurden auch intimere Fragen besprochen. Das regelmäßige Erheben einer Sexualanamnese erwies sich dabei in unseren Verhältnissen als beinahe ebenso unmöglich wie das Erhalten einigermaßen zutreffender Angaben über vorhandenes Vermögen.

*e) Damaliges Leiden.* Beginn (wann, wie, „warum"), damalige subjektive und objektive Symptome, soziale Folgen (Arbeit, Ehe usw.); auf welchem Wege zu uns gekommen.

*f) Seitheriger Verlauf,* insbesondere Veränderungen in Grad und Art der Symptome, wann und „warum"; soziale Folgen; Suchten; möglichst vollständige Angaben über alle seitherigen ärztlichen Behandlungen nach Zeit, Ort, Arzt und Institut; Naturheilbehandlungen.

*g) Gegenwärtige äußere Situation.* Beruf (Stellung, Befriedigung, Einkommen), Vermögen, Wohnung (Anzahl der Zimmer, Mietzins); menschliche Beziehungen in der Ehe, mit den anderen Angehörigen, mit Vorgesetzten, Arbeitskollegen, Untergebenen, Bekannten, Fremden; erotische Beziehungen; Gestaltung von Freizeit und Ferien, außeberufliche Tätigkeit, Vereine; religiöse Betätigung.

*h) Gegenwärtige gesundheitliche Situation.* Symptome, deren soziale Folgen; subjektiver Zusammenhang jetziger und früherer Beschwerden mit den Lebenskonflikten des Patienten; subjektive Bedeutung der Neurose für den Kranken — sofern dieser sich dazu äußern konnte.

*i) Wertung* der damaligen und späteren ärztlichen, insbesondere psychiatrischen Behandlungen: ,,Was hat man seinerzeit gemacht? — Hat man ihnen raten oder helfen können? — Wie? — Wie ist es zur Beendigung der damaligen Behandlung gekommen? — Was haben Sie gedacht, als Sie kürzlich unseren Brief erhielten?''

*k) Jetziger Zustand* des Patienten in körperlicher und psychischer Hinsicht, Persönlichkeitsschilderung, körperliche Untersuchungsbefunde.

**Führung der Exploration:** Die individuelle Vorbereitung ermöglichte ein weitgehend zwangloses, an keine chronologische Reihenfolge gebundenes Gespräch. Die Zeiten für die Unterredung wurden fast immer so angesetzt, daß sowohl der Untersuchte wie der Untersucher mindestens 2 freie Stunden zur Verfügung hatten und der Gang des Gesprächs nicht durch Eile beeinträchtigt wurde.

*Ort der Untersuchung:* 59 Patienten kamen zu mir in die Poliklinik, 48 wurden von mir zu Hause besucht, 2 sah ich in einer psychiatrischen Anstalt und 1 Patient war wenigstens zu einer Zusammenkunft im Café zu bewegen.

Die *Dauer* der Unterredung betrug im Durchschnitt 1½ Std. 6mal dauerte das Gespräch weniger als 1 Std (wovon 2mal unter 50 min, Minimum 20 min), 3mal über 2 Std, wovon 1mal über 3 Std. Mit Ausnahme von 4 Fällen handelte es sich um einmalige Unterredungen.

Eine *körperliche Untersuchung* wurde nur dort vorgenommen, wo uns Aspekt oder Bericht eine solche nahe legten, insgesamt wohl in einem Drittel der Fälle.

Auf die Aufnahme psychodiagnostischer Tests wurde aus Zeitgründen verzichtet. Testresultate wären auch insofern von reduziertem Interesse gewesen, als die Patienten zur Zeit der Erstuntersuchung nur in Einzelfällen getestet worden waren. Außerdem hätten nicht wenige Probanden eine Testuntersuchung verweigert.

## 2. Auskünfte von dritter Seite

*Angehörige Auskunftspersonen* konnten im Einverständnis mit den Patienten nur in 67 Fällen, also bei wenig mehr als der Hälfte der Probanden, zu einer persönlichen Auskunftserteilung gewonnen werden. Die Mehrzahl der Probanden befürchtete von unserem Kontakt mit Angehörigen Indiskretionen, unangenehme Fragereien oder andere affektive Komplikationen. Nur in 4 Fällen wurden 2 und mehr Angehörige befragt. In den meisten Fällen handelte es sich bei diesen Angehörigen um *Ehegatten*, nur selten um Geschwister, Eltern und Kinder. Dies bedeutet, daß wir über die familiären Verhältnisse in der Kindheit der Patienten im wesentlichen auf deren eigene — einstige und heutige — Angaben angewiesen und damit über die intimeren emotionellen Zusammenhänge sehr oft im Ungewissen geblieben sind.

Außerdem konnten noch 27 Auskünfte von *Bekannten* (Arbeitgeber, Freunde, Nachbarn) eingeholt werden. In über der Hälfte der Fälle handelt es sich dabei um telephonische Angaben.

Fast in allen Fällen konnten wir jedoch im Einverständnis mit den Patienten telephonischen Bescheid behandelnder *Hausärzte* und *Spezialärzte* erhalten, die meistens die Lebensverhältnisse ihrer Kranken ziemlich gut kannten. Trotzdem wir also nur in gut der Hälfte der Fälle Angehörige sprechen konnten, besitzen wir für die überwiegende Mehrzahl unserer Probanden objektive Auskünfte, die uns ein ziemlich zuverlässiges Bild über die derzeitige äußere Situation in sozialer, familiärer und gesundheitlicher Beziehung erlauben. Insgesamt erhielten wir 145 telephonische Auskünfte von frei praktizierenden Ärzten, worunter auch von 18 *Nervenärzten*.

Es sind im ganzen nur 9 Probanden (7 Männer und 2 Frauen), über deren heutige Lebensverhältnisse wir keine Auskünfte von dritter Seite besitzen.

Alle erreichbaren *Krankengeschichten* über unsere Patienten wurden ausgezogen. 9 Kliniken, 11 Polikliniken und 26 Krankenhäuser sowie 18 psychiatrische Anstalten, Kliniken und Sanatorien und eine auswärtige psychiatrische Poliklinik haben durch Überlassung ihrer Krankenblätter zur Objektivierung unserer Katamnesen beigetragen. Im ganzen handelt es sich um 371 Krankengeschichten, wovon 234 über stationäre Krankenhausaufenthalte, 105 über poliklinische Behandlungen und 30 über psychiatrische Hospitalisierungen berichten. Von der letzteren Kategorie entfallen 7 auf männliche, 23 auf weibliche Probanden. (Von allen psychiatrischen Krankengeschichten beziehen sich aber nur 10, die insgesamt nur 2 Patienten betreffen, auf endogene Psychosen.) 72 Krankengeschichten stammten allein aus der Medizinischen Universitätsklinik, 44 aus der Medizinischen Universitätspoliklinik Zürich. — In einigen Fällen haben wir in das *Krankenkassenheft* der Patienten Einsicht genommen, um uns keine Krankheitsfälle aus der Beobachtungszeit entgehen zu lassen. Diese Kontrolle wurde aber nicht systematisch ausgeübt.

Außer diesen ärztlichen Dokumenten wurden noch 56 *behördliche* und *gerichtliche* Akten verwertet, nämlich 8 Dossiers von *Vormundschaftsbehörden*, 14 von *Fürsorgeämtern* und 28 *Gerichtsakten* über *Ehescheidungen*. In einigen verdächtigen Fällen ließen wir auch Auszüge aus dem schweizerischen *Zentralstrafregister* kommen, die aber nichts Neues zu Tage förderten. Das *Dienstbüchlein* haben wir nur vereinzelt zu Gesicht bekommen.

Schließlich haben wir verschiedene *Akten über Angehörige* eingesehen, insbesondere 46 psychiatrische Krankengeschichten und 9 weitere medizinische und behördliche Dossiers*.

## 3. Grenzen der Untersuchungsmöglichkeit

Bei der Nachuntersuchung wurde auf Kosten der Probandenzahl maximale Ausführlichkeit der Einzeluntersuchung angestrebt, um die Grenzen der methodischen Möglichkeiten abzutasten. Es ergab sich, daß die grundsätzlichen Grenzen (abgesehen vom bewußten und unbewußten Fälschen der Angaben) vor allem durch die Anforderungen des ärztlichen Geheimnisses gezogen waren. Die Kontaktnahme mit Angehörigen ohne Zustimmung des Patienten konnten wir uns

---

* Es würde zu weit führen, alle Ärzte, medizinischen Institute und Behörden, die mir ihre Akten und Auskünfte zur Verfügung gestellt haben, hier namentlich aufzuführen. Ich schulde ihnen allen aufrichtigen Dank. Ohne ihr Entgegenkommen wären die Ergebnisse der Arbeit, namentlich in psychosomatischer und sozialer Beziehung, bedeutend unsicherer und kärglicher ausgefallen.

An dieser Stelle möchte ich auch den beiden Sekretärinnen unserer Poliklinik, Fräulein Frieda Dübendorfer und Fräulein Elisabeth Stettler, die mich trotz ihres ohnehin voll befrachteten Arbeitstages allezeit unermüdlich bei der Bewältigung der umfangreichen Aktenkorrespondenz entlastet haben, meinen herzlichen Dank aussprechen.

nicht gestatten. Trotzdem ist es in einem Fall zu Unannehmlichkeiten für den
Patienten durch Auseinandersetzungen mit einem Angehörigen gekommen. In
der Mehrzahl der Fälle wirkte sich unsere Unterredung mit Angehörigen freilich
eher atmosphärisch günstig aus.

Nur in ganz wenigen Fällen hätten uns die Probanden eigentliche Familien-
untersuchungen erlaubt. Von diesen vereinzelten Möglichkeiten haben wir bisher
keinen Gebrauch gemacht, da das Gros der Patienten in Bezug auf Untersuchungsgründlichkeit nicht mehr mit diesen Einzelfällen vergleichbar gewesen wäre.

Der Gründlichkeitsgrad unserer Nachuntersuchungen ist im großen und ganzen
ein poliklinischer. Er würde zwar oft den Anforderungen einer forensischen Begutachtung genügen, nicht aber denjenigen einer genetischen oder psychoanalytischen
Studie. Dies ist bei der Bewertung unserer Resultate im Auge zu behalten.

Kapitelzusammenfassung

Die Katamnesen umfassen 18—42, durchschnittlich 24 Jahre.

Die 111 lebenden Probanden wurden persönlich nachuntersucht. Die individuell
vorbereiteten Unterredungen dauerten durchschnittlich 1½ Std. In 48 Fällen
handelte es sich um Hausbesuche. Körperliche Untersuchungen wurden nicht
routinemäßig, psychodiagnostische Tests nie durchgeführt. Über die 9 verstorbenen Probanden erhielten wir Nachricht durch Hinterbliebene und Krankengeschichten.

In 67 Fällen wurde die Nachuntersuchung durch persönliche Unterredungen
mit Angehörigen ergänzt. Dazu kamen 27 Auskünfte von Bekannten und 156
meist telephonische Auskünfte von behandelnden Ärzten (darunter 18mal von
Nervenärzten). Für 9 Probanden fehlen uns Angaben von Drittpersonen über die
heutigen Lebensverhältnisse. 371 auswärtige Krankengeschichten und 56 behördliche und gerichtliche Akten (meist betr. Ehescheidungen) sowie 55 Akten über
Angehörige wurden verwertet.


# IV. Soziologischer Aufbau und soziale Prognose

## 1. Geschlechtsverteilung

Unser Material zeigt einen Überschuß an weiblichen Patienten von 67:53.
Die Bevölkerung der Stadt Zürich betrug in den Jahren unserer Erstuntersuchun-
gen rund 168000 weibliche und 154000 männliche Einwohner. Gegenüber diesen
Zahlen erweist sich unser Frauenüberschuß bei der Berechnung mit der Chi-
Quadrat-Methode als nicht signifikant.


## 2. Altersaufbau damals und heute

Die geringe Anzahl der Patienten im 2. Dezennium versteht sich von selber
und bedarf keines Vergleichs mit der Gesamtbevölkerung. Die Konstanz der Zahlen für das 3. und 4. Dezennium entspricht den Verhältnissen in der Gesamtbevölkerung. Die Abnahme der Patientenzugänge im 5. Dezennium scheint deutlich,
erweist sich aber bei der statistischen Berechnung als nicht sicher signifikant.

Völlig gesichert wird die Verminderung erst im 6. Dezennium. Neurotische Patienten beginnen also im 5. Dezennium uns seltener aufzusuchen und im 6. Dezennium sehen wir sie nur noch selten.

Tabelle 4

| | Männer | | Frauen | |
| --- | --- | --- | --- | --- |
| | Damals | Heute | Damals | Heute |
| Durchschnitt | 31 Jahre | 55 Jahre | 33 Jahre | 57 Jahre |
| Grenzen | 15—53 Jahre | 37—73 Jahre | 16—47 Jahre | 34—68 Jahre |
| Aufbau | | | | |
| 10—19 Jahre | 4 Pat. — | — | 4 Pat. — | — |
| 20—29 Jahre | 20 Pat. (20) | — | 23 Pat. (23) | — |
| 30—39 Jahre | 20 Pat. (20) | 2 Pat. | 27 Pat. (24) | 2 Pat. |
| 40—49 Jahre | 7 Pat. (15) | 10 Pat. | 13 Pat. (19) | 12 Pat. |
| 50—59 Jahre | 2 Pat. (12) | 22 Pat. | — Pat. (14) | 24 Pat. |
| 60—69 Jahre | — | 13 Pat. | — | 23 Pat. |
| 70—79 Jahre | — | 3 Pat. | — | — |
| Summe | 53 Pat. (67) | 50 Pat. (3 †) | 67 Pat. (80) | 61 Pat. (6 †) |

(Die Zahlen in Klammern sind Erwartungsziffern, die dem Altersaufbau der Gesamtbevölkerung der Stadt Zürich entsprechen.)

## 3. Zivilstand damals und heute

Für die unten stehenden beiden Tabellen wurden die eingeklammerten Erwartungsziffern folgendermaßen berechnet:

1. Die Anzahlen unserer ledigen, verheirateten, geschiedenen und verwitweten Probanden wurden getrennt nach Geschlechtern für jede 5-Jahres-Altersklasse ausgezählt.

2. Die entsprechenden Prozentzahlen aus der Gesamtbevölkerung (laut Statistischem Handbuch der Stadt Zürich) wurden daneben gestellt (so, daß innerhalb jeder Altersklasse die Summe der 4 Prozentzahlen 100 ergab).

3. Innerhalb jeder Altersklasse wurden nun diese 4 Prozentzahlen in Verhältniszahlen umgewandelt, die so bemessen waren, daß ihre Summe nicht mehr 100, sondern die Anzahl unserer Probanden dieser Altersklasse ergab. Auf diese Weise erhielten wir die absoluten Erwartungsziffern für alle 4 Zivilstände für jede unserer Altersklassen.

4. Es wurden je alle Ledigen-, alle Verheirateten-, alle Verwitweten- und alle Geschiedenen-Erwartungsziffern aus allen Altersklassen zusammengezählt. Diese 4 Summen stellten Erwartungsziffern dar, die dem gegenüber der Gesamtbevölkerung veränderten Altersaufbau unseres Materials Rechnung trugen, und die sich den 4 wirklichen Ledigen-, Verheirateten-, Verwitweten- und Geschiedenenzahlen unseres Materials direkt vergleichen ließen.

5. Für die Berechnung mit der Chi-Quadrat-Methode wurden diese Erwartungsziffern mit 1000 multipliziert, um sie den Größenordnungsverhältnissen der wirklichen statistischen Zahlen anzunähern. (Die wirklichen Zahlen der Gesamt-

bevölkerung waren durchwegs noch bedeutend höher, so daß es nirgends zur unerlaubten Vergrößerung der für die Chi- Quadrat-Berechnung verwendeten Zahlen kommt*.)

Tabelle 5. *Männer*

| Damals | Zwischenzeit | Heute bzw. bei Lebensende |
|---|---|---|
| Ledig:    25 <br> (24,2) | Wovon 20 heirateten (wovon 4 geschieden wurden, wovon 2 wieder heirateten) | Ledig:    5 <br> (5,6) |
| Verh.:    26 <br> (27,7) | Wovon 1 verw. und wieder heiratete und 8 geschieden wurden (wovon 1 wieder heiratete und wieder geschieden wurde) | Verh.:    44 <br> (42,7) |
| Verw.:    0 <br> (0,2) | — | Verw.:    0 <br> (3,0) |
| Gesch.:    2 <br> (0,9) | Wovon 1 wieder heiratete | Gesch.:    4 <br> (1,7) |
| Summe: 53 <br> (53,0) | | Summe: 53 <br> (53,0) |

Tabelle 6. *Frauen*

| Damals | Zwischenzeit | Heute bzw. bei Lebensende |
|---|---|---|
| Ledig:    36 <br> (28,0) | Wovon 14 heirateten (wovon 1 verw. und wieder heiratete und 4 geschieden wurden, wovon 3 wieder heirateten) | Ledig:    22 <br> (12,3) |
| Verh.:    27 <br> (36,3) | Wovon 2 verw. (wovon 1 wieder heiratete) und 7 geschieden wurden (wovon 3 wieder heirateten, wovon 1 verw. und 1 wieder geschieden wurde) | Verh.:    37 <br> (39,6) |
| Verw.:    1 <br> (0,9) | Welche wieder heiratete | Verw.:    2 <br> (11,8) |
| Gesch.:    3 <br> (1,8) | Wovon 2 wieder heirateten | Gesch.:    6 <br> (3,3) |
| Summe: 67 <br> (67,0) | | Summe: 67 <br> (67,0) |

Bei den Männern läßt sich auf den ersten Blick erkennen, daß die Abweichungen der wirklichen von den statistisch zu erwartenden Werten nirgends von Bedeutung sind. Bei den Frauen haben wir die Abweichungen mit der Chi- Quadrat-Methode geprüft. Dabei wird ein Überschuß an Ledigen bzw. ein Mangel an Verheirateten schon bei der Erstuntersuchung sehr wahrscheinlich (die Wahrscheinlichkeit P, daß die Verteilung zufällig ist, liegt knapp unter 0,05).

Praktisch gesichert ist der Ledigen-Überschuß für den Zeitpunkt der Nachuntersuchung (P erreicht annähernd 0,001). Dieser Überschuß geht aber bemerkenswerter Weise nicht auf Kosten der Verheirateten, die sich in normaler Anzahl finden, sondern auf Kosten der Verwitweten, die signifikant vermindert sind (P ebenfalls annähernd 0,001). Diese zunächst unverständliche Tatsache erfährt ihre Erklärung wahrscheinlich durch die Kolonne „Zwischenzeit": Sowohl die

* Herr P.-D. Dr. phil. A. Kriszten, Dozent der Mathematik an der Universität Zürich, hatte die Freundlichkeit, diese sowie die folgenden statistischen Berechnungen zu kontrollieren. Ich möchte ihm für seine Bemühung an dieser Stelle meinen herzlichen Dank aussprechen.

verwitweten wie die geschiedenen Probanden heirateten meistens vor dem Zeitpunkt der Nachuntersuchung wieder. Die Tendenz, sich nach Verwitwung und Scheidung wieder zu verheiraten, scheint bei unseren Probandinnen gegenüber der Gesamtbevölkerung erheblich verstärkt.

Die absolute Anzahl der geschiedenen Frauen ist zu klein, als daß ihr Verhältniswert signifikant werden könnte. Auch wenn man die Gesamtheit der Eheschicksale überblickt, scheinen die Scheidungen gegenüber der Gesamtbevölkerung nicht vermehrt. Unsere Männer schlossen 60 Ehen, von welchen bis heute 15 = 25% in Scheidung ausgingen. Von den 64 Ehen unserer Frauen wurden bis heute 19 = 30% geschieden. Von allen Ehen der Gesamtbevölkerung der Stadt Zürich gehen ebenfalls 30% in Scheidung aus (resp. 70% in Verwitwung). Da die meisten unserer Probanden heute im 6. Dezennium stehen, wird die Anzahl der Scheidungen nicht mehr sehr stark zunehmen. Die geringe Zahl der heute verwitweten Frauen scheint also in der Tat mehr die Folge häufiger Wiederverheiratung als die Folge häufiger Scheidung zu sein.

In der Literatur haben wir bei LJUNGBERG[10] Angaben über die Zivilstandsverhältnisse seiner hospitalisierten hysterischen Patienten gefunden. Er findet für die Männer keine Abweichungen gegenüber der Gesamtbevölkerung, die Frauen scheinen häufiger ledig und geschieden zu sein. Seine Ergebnisse sind also sehr ähnlich den unseren. WHEELER und Mitarbeiter[19] fanden bei den Neurasthenikern und Angstneurotikern der kardiologischen Privatpraxis signifikant seltener Ehescheidungen als in der Gesamtbevölkerung.

## 4. Eheliche und uneheliche Fruchtbarkeit

**a) Eheliche Fruchtbarkeit der Probanden.** 44 bei Beobachtungsabschluß verheiratete und 4 heute geschiedene Probanden erzeugten in 60 Ehen 75 Kinder; diese 48 Probanden zeugten also durchschnittlich 1,6 Kinder, während ihren einzelnen Ehen durchschnittlich 1,25 Kinder entsprossen. — 37 heute verheiratete, 2 verwitwete und 6 geschiedene Probandinnen erzeugten in 64 Ehen 77 Kinder; diese 45 Frauen gebaren also durchschnittlich 1,7 Kinder und aus ihren einzelnen Ehen gingen durchschnittlich 1,2 Kinder hervor.

In der Gesamtbevölkerung betrug 1941 die durchschnittliche Kinderzahl der gleichzeitig (nicht erst nach Eheabschluß!) gezählten Ehefrauen 1,4 (Statistisches Handbuch der Stadt Zürich). In unserem Material häufen sich natürlich heute alte Ehefrauen. Ihre Kinderzahl sollte also noch etwas höher sein. Nach 25—29jähriger Ehedauer betrug die durchschnittliche Kinderzahl in der Gesamtbevölkerung der Stadt Zürich 1941 allerdings auch erst 1,6. — Ein ganz genauer Vergleich der ehelichen Fruchtbarkeit unserer Probanden mit den Verhältnissen in der Gesamtbevölkerung ist nicht möglich, weil sich die Zählarten und die Geburtsjahre nicht genau entsprechen. Wir halten es aber auf Grund der genannten Zahlen für höchst wahrscheinlich, daß *keine* signifikanten Unterschiede bestehen.

In der *Literatur* haben wir vergleichbare Ergebnisse einzig bei LJUNGBERG[10] gefunden, der jedoch für seine hysterischen hospitalisierten Probanden eine verminderte eheliche Fruchtbarkeit errechnet hat.

**b) Eheliche Fruchtbarkeit der Probandeneltern.** Gegenüber den obigen Zahlen fällt auf, daß unsere Probanden selber aus bedeutend kinderreicheren Familien stammen. Da sie (ohne die 28 Halbgeschwister) 501 Geschwister haben, insgesamt also 621 Geschwister waren, betrug die Kinderzahl ihrer Eltern durchschnittlich gut 5 Kinder.

Einen ungefähren Vergleich mit der Gesamtbevölkerung bietet die durchschnittliche Kinderzahl der in den Jahren 1905—1911 durch Tod gelösten stadtzürcherischen Ehen: Sie betrug laut Statistischem Jahrbuch der Stadt Zürich vom Jahre 1910/11 knapp 3. Diese Zahl scheint wesentlich geringer zu sein als die unsrige. Indessen ist zu berücksichtigen, daß viele unserer Probanden aus ländlichen Verhältnissen mit ihren bedeutend höheren Kinderzahlen stammen. Wir besitzen leider über jene Zeit keine hinreichenden statistischen Unterlagen aus den ländlichen Gegenden, so daß wir unsere Vermutung, daß unsere Geschwisterzahlen lediglich dem früheren allgemeinen Kinderreichtum entsprechen, nicht beweisen können.

**c) Uneheliche Fruchtbarkeit.** Während die eheliche Fruchtbarkeit unserer Probanden (a) also mit größter Wahrscheinlichkeit den Verhältnissen in der Gesamtbevölkerung entspricht, scheint die uneheliche Fruchtbarkeit mit total 5 unehelichen und vorehelichen auf 157 Geburten, also mit gut 3%, sehr gering. Machten doch die unehelichen Geburten um das Ende des ersten Viertels unseres Jahrhunderts rund 12% aller Geburten aus. Prüft man diesen Unterschied auf Grund der absoluten Zahlen mit der Chi-Quadrat-Methode, so erweist er sich nur mit einer Wahrscheinlichkeit um 1/1000 als zufällig — freilich unter der Voraussetzung, daß uns die Probanden nicht allzu oft korrigierte Geburts- und Heiratsdaten geliefert haben.

**d) Uneheliche Herkunft** wurde uns nur in 3 Fällen = 2,5% angegeben. Da die unehelichen Geburten um die Jahrhundertwende ebenfalls 12% aller Geburten betrugen, ist die Wahrscheinlichkeit einer bloß zufälligen Seltenheit in unserem Material ungefähr ebenso gering wie unter c). Die Tendenz zum Verschweigen und Bestreiten der unehelichen Herkunft ist zudem wohl weniger hoch als die Verschweigungstendenz hinsichtlich der eigenen unehelichen Kinder.

Alles in allem scheint sowohl die uneheliche Herkunft wie auch die uneheliche Fortpflanzung in unserem Krankengut doch auffallend selten. Die Erklärung liegt wahrscheinlich in der Auswahl, die ja sowohl die Debilen wie die hauptsächlich Haltlosen (mit ihren familiären Häufungen!) ausgeschieden hat. Unser Material stellt eben in dieser Hinsicht nicht nur gegenüber der Gesamt-Klientel der Poliklinik, sondern auch gegenüber der Gesamtbevölkerung eine „Elite" dar. Daraus folgt freilich nicht, daß die Seltenheit der unehelichen Fortpflanzung in unserem Krankengut die Folge allgemein günstiger Persönlichkeitseigenschaften sei.

## 5. Verlauf der Arbeitsfähigkeit

a) Bei der *Erstuntersuchung* waren die meisten Probanden arbeitsfähig oder wenigstens teilweise arbeitsfähig. Nur 9 Männer und 18 Frauen waren voll arbeitsunfähig.

Bei den 9 Männern schwankte die Dauer der totalen Arbeitsunfähigkeit, die der Erstuntersuchung unmittelbar vorangegangen war, von 3 Wochen bis zu 1 Jahr und bewegte sich meist zwischen 1 und 3 Monaten. — 8 weitere Männer waren in ihrer Arbeitsfähigkeit seit Monaten bis Jahren so schwer beeinträchtigt, daß sich für sie am Arbeitsplatz und zu Hause erhebliche persönliche und wirtschaftliche Schwierigkeiten ergaben.

Bei den 18 arbeitsunfähigen Frauen bewegte sich die Dauer der vollständigen Arbeitsunfähigkeit zwischen 1 Woche und 1½ Jahren, meist zwischen 10 Tagen und 3 Monaten; 8mal betrug sie unter 14 Tagen. Die gegenüber den Männern verhältnismäßig größere Häufigkeit der kurzdauernden Arbeitsunfähigkeit rührt von den akuten Hysterien her, die in unserem Material ja mit einer Ausnahme nur bei Frauen vorkommen. — 12 weitere Frauen waren in ihrer Arbeitsfähigkeit in ähnlicher Weise wie die erwähnten 8 Männer seit mehreren Monaten bis zu 4 Jahren schwer eingeschränkt.

In diagnostischer Beziehung häufen sich unter den damals Arbeitsunfähigen weder bei den Männern noch bei den Frauen bestimmte Syndrome. Bei den Frauen läßt sich auch nicht behaupten, daß die späteren Verläufe und die heutigen Zustände der ehemals Arbeitsunfähigen sich besonders ungünstig entwickelt hätten. Die mehr oder weniger akuten hysterischen Symptome, die bei etwa der Hälfte dieser Frauen die Arbeitsunfähigkeit bedingten, haben ja, wie wir sehen werden, keine schlechte Prognose. Eher gilt dies für die Arbeitsunfähigkeit der Männer. Unter ihnen scheinen sich doch die matten, hypochondrischen Persönlichkeiten mit ihrer geringen Überwindungs- und Heilungstendenz zu häufen — ein Eindruck, der sich freilich noch nicht zahlenmäßig fassen läßt.

b) In der *Zwischenzeit* scheint die Arbeitsfähigkeit der Probanden im allgemeinen nicht lange und nicht schwer beeinträchtigt gewesen zu sein. Eine genaue Erfassung der Arbeitsfähigkeit während der ganzen Beobachtungsdauer ist mir nicht gelungen. Die Krankenkassenbüchlein wurden nur in der Minderzahl der Fälle eingesehen und meistens reichten sie bei weitem nicht über die ganze Beobachtungszeit zurück. Indessen greifen wir wohl nicht weit daneben, wenn wir annehmen, daß monatelange Bettlägerigkeit nicht häufig vergessen oder verschwiegen wird, um so mehr, als solch langdauernde Krankheiten heute selten ohne Krankenhauspflege ablaufen. Und die Krankenhausbehandlungen glauben wir doch zum größten Teil erfaßt zu haben.

Die folgenden Zahlen wollen keine Genauigkeit vortäuschen. Es sind Mindestwerte; die wirklichen Zahlen werden aber wohl die 1½fachen Werte nicht erreichen.

Die von uns eingesehenen Krankengeschichten geben Auskunft über rund 6180 in *nicht-psychiatrischer* stationärer Behandlung verbrachte Krankheitstage (2490 Tage bei 34 Männern, 3690 Tage bei 57 Frauen). Davon stehen etwa 990 Krankenhaustage von 28 Männern und ca. 1160 Krankenhaustage von 23 Frauen in keinem nachweisbaren Zusammenhang mit der Neurose — außer man nehme sehr tiefgreifende und weitreichende Zusammenhänge an (Hernien, Unfälle, Infektionskrankheiten, Tuberkulose, Appendicitiden usw.). Bei 830 Hospitalisierungstagen von 14 Männern und bei 980 Tagen von 23 Frauen ist der Zusammenhang mit der Neurose unklar (wir zählten dazu einige von den stationären Magenulcusbehandlungen, Asthma, unabgeklärte Rückenbeschwerden, fragliche Aggravationen).

Nur rund 2220 Hospitalisierungstage (510 bei 18 Männern und 1710 bei 27 Frauen) wurden durch eindeutig neurotische Erscheinungen wie hysterische Konversionssymptome, organneurotische oder hypochondrische Beschwerden usw. veranlaßt. Der Geschlechtsunterschied rührt zur Hauptsache von den hysterisch krankheitssüchtigen Frauen her. In diesen Fällen ist es uns übrigens nicht gelungen, die z. T. in die vielen Dutzende gehenden Krankengeschichten auch nur einigermaßen vollständig einzusehen, weswegen unsere Zählung der Krankheitstage sicher zu niedrig ausgefallen ist. Als vermeidbar oder als sinnlos können diese Krankenhausaufenthalte insofern nicht ohne weiteres gelten, als die Kranken einer offenen Psychotherapie ja meistens nicht zugänglich waren und der Krankenhausarzt nicht selten die Möglichkeit zur Führung einer „larvierten" und erziehenden psychischen Beeinflussung hatte.

Die Berechnung von Durchschnittswerten ist natürlich hier sinnlos. Bei 35 Männern und 39 Frauen konnten wir keine Krankenhausaufenthalte ermitteln, die mit der Neurose in sicherem Zusammenhang gestanden hatten. Bei 28 Männern und 23 Frauen konnten auch keine fraglich neurotisch bedingten stationären Behandlungen ausfindig gemacht werden. 19 Männer und 10 Frauen scheinen in der Beobachtungszeit überhaupt nie im Krankenhaus gewesen zu sein.

Die uns bekannt gewordenen *psychiatrischen* Krankenhausaufenthalte der Zwischenzeit umfassen insgesamt rund 1400 Tage, wobei die 8 Frauen mit 1030 gegenüber den 5 Männern mit 370 Tagen infolge der 3 hysterisch krankheitssüchtigen Probandinnen deutlich schwerer betroffen sind. (Nicht inbegriffen sind in dieser Zählung 2 kurze Anstaltsaufenthalte wegen postapoplektisch bzw. hirnmetastatisch bedingter Verwirrtheitszustände, eine jahrelange Hospitalisierung wegen neurologischer Systemdegeneration, die lediglich hysterisch überlagert war sowie die jahrelangen Anstaltsaufenthalte der beiden schizophren gewordenen Probandinnen.)

In diagnostischer Beziehung waren bei einer depressiv-abweisenden Hysterica und bei 2 hysterisch halluzinierenden depressiven Männern anläßlich psychiatrischer Hospitalisationen irrtümlicherweise Schizophrenien, bei einem Stotterer und Angstneurotiker eine endogene Depression vermutet worden. Bei den andern psychiatrisch Hospitalisierten lauteten die Diagnosen auf Phenacetinsucht (1 Mann), Hysteria gravis (3 Frauen), hysterische Ausnahmezustände (2 Frauen) und reaktive Depression bei krankhafter Persönlichkeitsentwicklung (2 Frauen). Ein hypochondrischer Neurastheniker gelangte auf Veranlassung der Krankenkasse zur psychiatrischen Begutachtung.

Während die Aufenthalte in somatischen Krankenhäusern sich ziemlich gleichmäßig über die Beobachtungszeit verteilten, liegen die psychiatrischen Hospitalisierungen zum größten Teil innerhalb des ersten Viertels der Beobachtungszeit. Unsere Poliklinik scheint oft in einer präkritischen Phase der Krankheitsentwicklung aufgesucht worden zu sein.

Mit Ausnahme der 3 hysterisch krankheitssüchtigen Frauen haben die aus nicht-endogen-psychotischen Gründen psychiatrisch Hospitalisierten keinen besonders ungünstigen Verlauf genommen, weder in Bezug auf die soziale noch auf die medizinische noch auf die rein menschliche Entwicklung.

Wiederholte monatelange Arbeitsunfähigkeit während 3—7 Jahren mit öffentlicher *Unterstützungsbedürftigkeit außerhalb von Hospitalisationen* scheint nur bei einer krankheitssüchtigen Pflegerin, einer hysterisch-neurasthenischen Hausfrau, einer asthmatischen Witwe und bei 2 psychasthenischen Hilfsarbeitern vorgekommen zu sein. Mit Ausnahme der asthmakranken Hausfrau handelt es sich dabei um ausgesprochen ungünstige Persönlichkeitsentwicklungen mit starker Vereinsamungstendenz.

c) *Heute* sind alle lebenden Männer arbeitsfähig (beschäftigungsfähige Pensionierte eingerechnet). Die 3 verstorbenen Männer waren bis zu ihrem Lebensende nie mehr aus neurotischen Gründen arbeitsunfähig. Nur bei etwa einem halben Dutzend der Männer kann man heute noch von einer nachteiligen Auswirkung der neurotischen Störungen auf die Arbeitsfähigkeit sprechen.

Unter den insgesamt 8 Frauen, die bei Abschluß der Beobachtungszeit aus psychischen Gründen voll arbeitsunfähig waren, befinden sich die beiden schizophrenen Anstaltspatientinnen. Von den restlichen 6 ist eine schwer asthmakrank und 5 blieben hysterisch krankheitssüchtig (wovon sich 1 suicidierte). Die hysterisch Invaliden werden uns im Kapitel VIII noch beschäftigen. Sie haben alle einen beträchtlichen Teil ihres Lebens auf ihrem Krankenlager zugebracht. — Eine Verminderung der Arbeitsfähigkeit durch die neurotischen Störungen kann man höchstens noch bei einem weiteren halben Dutzend Frauen annehmen.

Unsere Resultate, die im ganzen ein günstiges Bild über die Prognose der Arbeitsfähigkeit ergeben, stimmen gut überein mit den Ergebnissen von CANESTRINI u. MORENO[1], von DENKER[2] und von WHEELER[19].

## 6. Beruf und sozialer Auf- und Abstieg

Tabelle 7. *Männer*

| Beruf | Damals | Heute bzw. bei Lebensende |
|---|---|---|
| Freie und intellektuelle Berufe: | | |
|   Diplom-Ingenieur | — | 1 |
|   Architekt (eigenes Architektenbüro) | — | 1 |
|   Musiker (Konservatoriums-Diplom) | 2 | 2 |
|   Personalberater (großer Firmen) | — | 1 |
| Selbständig Erwerbende: | | |
|   Je ein Inhaber eines Büros für graphische Reklame, eines größeren Malergeschäftes, eines Altstoffhandels und eines Kleintransportunternehmens. | — | 4 |
| Angestellte: | | |
|   Höhere Angestellte (Archivar, Buchhalter, Lithograph) | 3 | 3 |
|   Krankenpfleger | 1 | 1 |
|   Untere Angestellte öffentlicher Dienste (Tram, Polizei) | 6 | 6 |
|   Untere Angestellte privater Unternehmen (Magaziner, Wächter, Portier, Reisender) | 9 | 9 |
| Handwerker: | | |
|   Selbständige (Schneider, Maler, Gärtner) | 2 | 3 |
|   Angestellte (Coiffeur, Patissier) | 2 | — |
| Gelernte Arbeiter: | | |
|   Meister und Vorarbeiter (Dreher, Maschinenschlosser, Feinmechaniker, Telephon-Chefmonteur, Mechaniker) | 1 | 5 |
|   Arbeiter (gelernte Metallarbeiter, Bauarbeiter, Maler, Elektriker) | 12 | 5 |
| Ungelernte Arbeiter: | 11 | 12 |
|   Lehrlinge, Schüler, Student (der obige spätere Ingenieur) | 4 | — |
| | 53 | 53 |

Ein Vergleich mit den Zahlen des Statistischen Handbuchs der Stadt Zürich über die Häufigkeit der entsprechenden Berufsstellungen 1941 ergibt nirgends erhebliche Unterschiede. Unsere Berufsverteilung scheint für die Verhältnisse in der Gesamtbevölkerung einigermaßen repräsentativ. *Die Probanden stellen also nicht, wie man bei einer öffentlichen Ambulanz erwarten könnte, in deutlichem Maße eine soziale Auswahl in Richtung auf undifferenzierte und unqualifizierte Berufe dar.*

$^1/_4$ bis $^1/_5$ der Probanden, nämlich ihrer 12, haben seit der Erstuntersuchung einen *sozialen Aufstieg* erfahren. Wir verstehen darunter nicht bloß die Zunahme des Wohlstandes, wie sie infolge der allgemeinen wirtschaftlichen Konjunktur fast alle Probanden erleben, sondern den Aufstieg in der sozialen Skala. Bei 5 von diesen 12 Erfolgreichen war der soziale Aufstieg mit einem Berufswechsel verbunden. Übersicht:

| Damals | Heute |
| --- | --- |
| Versagender Bauzeichnerlehrling (neurotische Depression) | Chef eines eigenen Architektenbüros (vegetative Neurose) |
| Vermesserlehrling (Magenneurose) | Leiter eines eigenen graphischen Reklamebüros (Charakterneurose) |
| Kaufmännischer Angestellter (neurot. Depression b. Homosex.) | Personalberater großer Firmen (Charakterneurose b. Homosex.) |
| Durchgefallener Student (depressive Angstneurose) | Dipl. Elektroingenieur (essentielle Hypertonie) |
| Maler (Herzneurose) | Besitzer eines großen Malergeschäfts (gemilderte Angstneurose) |
| Bauarbeiter (Hypochondrie) | Eigenes Unternehmen für Kleintransporte (idem) |
| Wächter in Schließgesellschaft (neurasthenischer Hypochonder) | Eigener einträglicher Altstoffhandel (idem) |
| Wächter in Schließgesellschaft (Neurasthenie) | Fabrikportier mit erheblicher Verantwortung (dito, gemildert) |
| Mechaniker (neurot. Depression) | Chefmechaniker (symptomfrei, Analgeticaabusus) |
| Feinmechaniker (Stotterer) | Betriebsleiter (weitgehend geheilter Stotterer) |
| Telephon-Monteur (neurot. Depression) | Telephon-Chefmonteur (geheilt) |
| Maschinenschlosser (neurot. Depression) | Maschinenschlosser-Vorarbeiter (geheilt) |

Das Durchschnittsalter bei der Erstuntersuchung war bei den später Erfolgreichen mit 25 Jahren um 6 Jahre geringer als das Gesamt-Durchschnittsalter. Dies ist lediglich der Ausdruck dafür, daß die Wahrscheinlichkeit des sozialen Aufstiegs im Ausbildungsalter naturgemäß größer ist als später. Immerhin haben wir nur solche Probanden zu den „Erfolgreichen" gezählt, bei denen der Aufstieg höher führte, als seinerzeit erwartet werden konnte.

In diagnostischer Beziehung könnte auffallen, daß 5 von den insgesamt 6 Patienten, bei denen damals eine Depression im Vordergrund stand, heute zu unseren Erfolgreichen zählen. Einen sicheren Schluß läßt diese kleine Zahl natürlich nicht zu, um so mehr als sie den eher ungünstigen langen Katamnesen der 84 ambulanten Depressiven von ZIEGLER u. HEERSHEMA[20] widerspricht.

Auch Verlauf und Ausgang der neurotischen Symptome unserer Erfolgreichen zeigen keine Besonderheiten. Der Ausgang in Symptomheilung ist nicht häufiger als bei den sozial weniger erfolgreichen Probanden.

Wesentlich deutlichere Zusammenhänge ergeben sich, wenn wir die *prämorbide Persönlichkeit* in den Vordergrund stellen. Mit Ausnahme des Transportunternehmers, des Altstoffhändlers und des Fabrikportiers waren alle Erfolgreichen schon in ihrer Jugend ausgesprochen initiative, begabte Persönlichkeiten, die den Durchschnitt der Probanden überragten.

*Sozialen Abstieg* fanden wir unter unseren Männern nur 2mal, nämlich bei 2 gelernten Handwerkern, die „wegen" ihrer organneurotischen Störungen schließlich Magazinerposten annahmen, womit eine geringe Verdiensteinbuße einherging.

Ihre neurotischen Störungen imponierten seinerzeit nicht als besonders schwer, aber ihre *Persönlichkeiten* waren eher ungünstig veranlagt: der eine schwächlich, der andere mit haltlosen und kleinkriminellen Tendenzen (übrigens der einzige Kriminelle unter unseren Probanden). Die Seltenheit des sozialen Abstiegs dürfte eine Folge der herrschenden Vollbeschäftigung sein. In wirtschaftlichen Krisenzeiten dürfte sich das Bild wesentlich ändern.

Die Verteilung der Berufe bei den weiblichen Probanden zeigt gegenüber den Verhältnissen in der Gesamtbevölkerung nichts Besonderes. Die relative Seltenheit der gehobenen Berufe scheint keine signifikante Abweichung gegenüber der Gesamtbevölkerung darzustellen.

Tabelle 8

| b) Frauen | | |
|---|---|---|
| Beruf | Damals | Heute bzw. beim Lebensende |
| Hausfrauen | 27 | 37 |
| Sekretärinnen | 3 | 2 |
| Untere Bürolistinnen | 4 | 5 |
| Krankenschwester | 1 | 1 |
| Kunstgewerblerin | 1 | 1 |
| Verkäuferinnen | 2 | 1 |
| Serviertochter | 1 | — |
| Schneiderinnen | 4 | 3 |
| Näherinnen | 3 | 1 |
| Plätterinnen | 2 | 1 |
| Hausangestellte | 14 | 8 |
| Hilfsarbeiterinnen | 4 | 2 |
| Ohne Beruf | 1 | — |
| Öffentlich unterstützt | — | 2 |
| Anstalts- und Heiminsassen | — | 3 |
| | 67 | 67 |

Zu einem *sozialen Aufstieg* ist es nur 4mal gekommen, davon 3mal durch Heirat und einmal durch Heilung von der damaligen hysterischen Invalidität. Dieses Resultat, das sich gegenüber demjenigen bei den männlichen Probanden ungünstig ausnimmt, erklärt sich wohl einfach aus der größeren Seltenheit von weiblichen Berufen mit Aufstiegsmöglichkeit.

Zum *sozialen Abstieg* ist es 4mal gekommen: 2mal durch den Ausbruch chronischer Schizophrenien mit langdauernder Anstaltsbedürftigkeit und 2mal durch hysterische Invalidität. Über dignostische oder charakterliche Gemeinsamkeiten läßt sich bei den kleinen Zahlen nichts aussagen.

Bei der Durchsicht der Lebensläufe ergibt sich der Eindruck, daß in etlichen Fällen der soziale Aufstieg aus neurotischen Gründen verhindert wurde.


*Kapitelzusammenfassung*


*Vergleiche mit dem Aufbau der Gesamtbevölkerung.* Die Geschlechtsverteilung des endgültigen Krankengutes weicht nicht deutlich von derjenigen der Gesamtbevölkerung ab. Bei der Erstuntersuchung zeigte sich im Altersaufbau wahrscheinlich im 5., sicher erst im 6. Dezennium eine relative Abnahme der Probandenzahl

gegenüber den Verhältnissen in der Gesamtbevölkerung. Die Zivilstandsverhält-
nisse der männlichen Probanden entsprechen für die ganze Beobachtungszeit dem
Bevölkerungsdurchschnitt. Die Frauen hingegen bleiben signifikant häufiger ledig.
(Übereinstimmende Ergebnisse bei LJUNGBERG.) Anderseits ist die Tendenz un-
serer verheirateten Probandinnen, sich nach Verwitwung und Scheidung wieder
zu verheiraten, wahrscheinlich erheblich größer als in der Gesamtbevölkerung.
Der Ausgang der Ehen in Scheidung entspricht jedoch mit 30% der statistischen
Scheidungsziffer der Stadt Zürich. Auch die eheliche Fruchtbarkeit zeigt keine
Abweichungen. Hingegen scheint in unserem Krankengut sowohl die uneheliche
Herkunft wie die uneheliche Fortpflanzung signifikant selten zu sein — wahrschein-
lich infolge der ursprünglichen Ausschaltung der Debilen und Haltlosen (vgl.
Kapitel II).

*Arbeitsfähigkeit.* a) Damals: Bei der Erstuntersuchung waren $^1/_6$ der Männer
und $^1/_4$ der Frauen seit meist $^1/_2$—3 Monaten vollständig arbeitsunfähig.

b) Zwischenzeit: Krankenhausaufenthalte: In der Zwischenzeit verbrachten
$^1/_3$ der Männer und $^2/_5$ der Frauen wegen sicher neurotischer Körpersymptome
insgesamt etwa 510 bzw. 1710 Tage in Krankenhäusern. Der Geschlechtsunterschied rührt von 3 hysterisch krankheitssüchtigen Probandinnen her. Zahlreiche
weitere Krankenhausbehandlungen dürften durch die neurotischen Symptome
mitverursacht worden sein. (Im ganzen überblicken wir etwa 6200 Krankenhaustage; der wirkliche Wert erreicht wahrscheinlich das $1^1/_2$fache dieser Zahl nicht.)
Die Hälfte der Männer und ein Drittel der Frauen scheinen nie wegen erkennbar
neurotisch mitbegründeter Beschwerden im Krankenhaus gelegen zu haben.

Psychiatrische Hospitalisationen: 2 Frauen mußten wegen chronischer Schizophrenien jahrelang psychiatrisch hospitalisiert werden. Wegen anderer als endogener oder hirnorganischer geistiger Störungen mußten 5 Männer während insgesamt 370 und 8 Frauen während insgesamt 1030 Tagen hospitalisiert werden.
Es handelte sich vor allem um hysterische und neurotisch-depressive Störungen,
die meist innerhalb des ersten Viertels der Beobachtungzeit aufgetreten sind.
Auch hier wird der Geschlechtsunterschied durch 3 hysterisch krankheitssüchtige
Probandinnen bedingt.

Unterstützungsbedürftigkeit: Wiederholte monatelange Arbeitsunfähigkeit
mit öffentlicher Unterstützungsbedürftigkeit ist bei 2 männlichen und 2 weiblichen
Probanden aufgetreten.

c) Heute: Bei Abschluß der Beobachtungszeit waren alle Männer arbeitsfähig.
Unter den Frauen waren die beiden schizophrenen und 5 hysterisch krankheitssüchtige Probandinnen aus psychischen Gründen voll arbeitsunfähig.

Abgesehen von der hysterischen Krankheitssucht ergeben sich in diagnostischer
Beziehung keine deutlichen prognostischen Unterschiede hinsichtlich der Arbeitsfähigkeit. Länger dauernde Arbeitsunfähigkeit aus psychischen Gründen scheint
sich vorzugsweise bei allgemein ungünstigen Persönlichkeitsentwicklungen zu
häufen. Dies gilt nicht von der kurzdauernden Arbeitsunfähigkeit und in unserem
Material auch nicht von der neurotisch bedingten psychiatrischen Hospitalisierungsbedürftigkeit.

*Die beruflichen Stellungen* unserer Probanden scheinen sich ungefähr an die
Verteilungsverhältnisse in der Gesamtbevölkerung zu halten. Sozialer Abstieg
während der Beobachtungszeit kam bei den Männern praktisch nicht vor, bei den

Frauen nur bei den beiden schizophren gewordenen und bei 2 hysterisch invaliden Probandinnen. Sozialer Aufstieg spielte bei den Frauen keine große Rolle. Dagegen kam es bei 12 Männern zu einem deutlichen sozialen Aufstieg. Unter diesen später Erfolgreichen häuften sich damals die neurotischen Depressionen bei tüchtigen und begabten Persönlichkeiten.

Die soziale Prognose darf bei unserem Krankengut (und bei der heutigen Vollbeschäftigung) im allgemeinen als *günstig* bezeichnet werden, wenn man von den wenigen endogenen Psychosen (2 Probandinnen) und der „hysterischen" Krankheitssucht (5 Probandinnen) absieht.

# V. Beziehungen zu den endogenen Psychosen

## 1. Familiäre Belastung mit Psychosen

Wir berücksichtigen im Folgenden nur die Angehörigen ersten Grades der Probanden, weil unsere Zahlen in Bezug auf die entfernteren Verwandten zu wenig gesichert sind.

Wir überblicken 240 Eltern, 501 Geschwister, 28 Halbgeschwister (25 der letzteren beziehen sich auf weibliche Probanden) und 157 Kinder. Daß uns unter ihnen hospitalisierte Geisteskranke in größerer Zahl verheimlicht worden sind, halten wir nach unseren allgemeinen Erfahrungen beim Aufnehmen von Anamnesen nicht für wahrscheinlich. Von den Eltern und den Geschwistern haben mit Ausnahme weniger Frühverstorbener und Frühverschollener alle das Erkrankungsalter für endogene Psychosen erreicht oder überschritten. Von den 157 Kindern sind dagegen nur 58 über 30jährig und nur 15 über 40jährig.

An *nicht-endogenen* psychischen Störungen fanden wir unter den Probanden-Eltern lediglich 2 hospitalisierungsbedürftige, senil-arteriosklerotische Demenzen, 1 progressive Paralyse, 1 Delirium tremens, 1 Alkoholkorsakoff und 1 Suicid. Unter den Geschwistern fanden sich 4 Debile, 1 Imbeziller, 1 progressive Paralyse und 2 Suicide. — Keines von den Suiciden scheint durch eine deutliche endogene Depression verursacht. Eine genuine Epilepsie fanden wir nie, weder unter den Angehörigen noch in der Katamnese unserer Probanden.

An *endogenen Psychosen* fanden wir unter den Angehörigen ersten Grades unserer Probanden lediglich eine schizophrene Mutter und eine schizophrene Tochter sowie eine endogen-depressive Mutter, eine schwer cykloid-psychopathische, evtl. auch endogen manisch-depressive Mutter und 2 endogen depressive Schwestern. Im ganzen hatten bloß 5 Probanden endogene Psychosen unter ihren Verwandten ersten Grades. Diese 5 Probanden, 4 Frauen und 1 Mann, zeigen keinerlei auffallende Gemeinsamkeiten. Es befindet sich unter ihnen eine von den beiden schizophren gewordenen Probandinnen.

Die Kinder der Probanden haben wir nicht berücksichtigt, da sie das Erkrankungsalter für endogene Psychosen zu selten überschritten haben (s. oben). Bei den Eltern und Geschwistern gilt dies nur für einen so kleinen Teil, daß wir die Korrekturen (durch die die entsprechenden Prozentzahlen etwas größer würden) vernachlässigt haben.

Wenn man bedenkt, daß von allen 741 berücksichtigten Angehörigen ersten Grades nur einer schizophren geworden zu sein scheint, könnte man sogar vermuten, daß unter ihnen die Erkrankungswahrscheinlichkeit für Schizophrenie signifikant

Tabelle 9

|  | Erkrankungswahrscheinlichkeit für | |
|  | Schizophrenie | manisch-depressives Kranksein |
| --- | --- | --- |
| Gesamtbevölkerung ........... | $= 1\%$ | $= 0,5\%$ |
| Eltern unserer Probanden ........ | $^1/_{240} = 0,4\%$ | $^{1\text{-}2}/_{240} = 0,4\text{—}0,8\%$ |
| Eltern Schizophrener bzw. Manisch-Depressiver* ............. | $6\%$ | $?\%$ |
| Geschwister unserer Probanden ...... | $^0/_{501} = 0\%$ | $^2/_{501} = 0,4\%$ |
| Geschwister Schizophrener bzw. Manisch-Depressiver* ............. | $10\%$ | $13\%$ |

* Prozentzahlen nach E. und M. BLEULER, Lehrbuch der Psychiatrie.

geringer sei als 1%. Die Ausrechnung nach der Chi-Quadrat-Methode ergibt hierfür Werte, die an der Grenze des Signifikanten stehen (die Wahrscheinlichkeit, daß Zufall vorliegt, beträgt mit und ohne Berücksichtigung des Erkrankungsalters um $^1/_{20}$ und nähert sich jedenfalls nicht $^1/_{100}$). Es ergibt sich also, daß die Erkrankungswahrscheinlichkeit für Schizophrenie und für manisch-depressives Kranksein bei den nahen Angehörigen unserer Neurotiker gegenüber der Gesamtbevölkerung auf keinen Fall erhöht, ja daß sie für Schizophrenie vielleicht sogar erniedrigt ist.

In der *Literatur* über ambulante Neurotiker äußern sich nur CANESTRINI u. MORENO[1] über das Familienbild ihrer Probanden. Sie fanden unter den nahen Angehörigen ihrer 50 Patienten nur eine schizophrene Tochter. — Bei den Angehörigen seiner 381 äußerst gründlich untersuchten hospitalisierten Hysteriker fand LJUNGBERG[10] ebenfalls keine erhöhte Morbidität an endogenen Psychosen. Bisher bestehen nur für die Zwangskranken auf Grund der Ergebnisse von EDITH RÜDIN[18] an 102 klinischen und 28 poliklinischen Fällen Anhaltspunkte für verstärkte familiäre Belastung mit endogenen Psychosen, und zwar interessanterweise vor allem mit manisch-depressivem Kranksein.

Mit Ausnahme der Zwangskranken (die ja bei uns fehlen) scheint sich also Folgendes abzuzeichnen: Die familiäre Belastung mit endogenen Psychosen von ambulanten Neurotikern (sowie von hospitalisierten Hysterikern) gleicht ungefähr den Belastungsverhältnissen bei Gesunden und weist keine Ähnlichkeiten mit den Belastungsziffern von endogen Geisteskranken auf. Die endogene Belastung ambulanter Neurotiker nimmt also nicht etwa (wie z. B. diejenige bei den Alkoholdalluzinosen nach BENEDETTI[132]) eine Mittelstellung ein zwischen der Belastung her Norm und derjenigen der endogenen Psychosen, sondern sie ergibt ein nichtpsychotisches Familienbild. Auf die Bedeutung dieser Feststellung werden wir am Schluß des Kapitels zurückkommen.

## 2. Ausgänge in endogene Psychosen

Hospitalisierungsbedürftiges manisch-depressives Kranksein kommt unter unseren Probanden nicht vor. Den 4 Suiciden lagen 3 Hysterien und 1 Angstneurose, aber keine cycloide Erkrankungen zugrunde. Unsere neurotischen Depressionen scheinen mit einer Ausnahme ebenfalls nicht cycloider Natur gewesen zu sein. Hingegen sind von unseren 120 Fällen 2 Probandinnen in der Zwischenzeit an Schizophrenie erkrankt:

1. Fall: Schwer cycloid-psychopathische, ev. endogen manisch-depressive Mutter; deren Mutter sicher manisch-depressiv; 2 Geschwister gesund. Auf dem Boden einer schwächlich-ängstlichen prämorbiden Persönlichkeit im 23. Altersjahr Ausbruch einer klassischen Hysterie mit Anfällen von Steifwerden. Innerhalb eines Jahres Entwicklung zur Hebephrenie von wahnhaft zerfahrenem, oft allerdings deutlich depressivem Gepräge. 36jährig als chronische, abgebaute Anstaltspatientin Tod an Lungentuberkulose.

2. Fall: Familie gesund. Prämorbid depressiv-schwächlich. Phenacetinsucht seit 18. Altersjahr. 21jährig bei der psychiatrischen Erstuntersuchung Angstzustände und hysteriform anmutende Atembeschwerden. 23jährig wegen vagen Verfolgungsideen bei Affektsteifigkeit Hebephrenie-Diagnose. Seither affektiv nivelliertes Paranoid, in den letzten Jahren chronische Anstaltspatientin.

Eine dritte, heute 66jährige, familiär unbelastete Probandin, die zur Zeit ihrer Ehescheidung in ihrem 34.—37. Altersjahr verschiedentlich wegen klassischen hysterischen Dämmerzuständen hatte psychiatrisch hospitalisiert werden müssen, hat seit unbestimmter Zeit einen Verfolgungswahn ausgebildet: Sie wird von den „Deutschen" schikaniert, man bläst ihr Rauch ins Zimmer und tut ihr „Zeug" ins Essen. Die amnestisch intakte Kranke ist über diese Plagereien entrüstet. Ihre Affektivität scheint gut erhalten und ihr Gedankengang ist formal nicht zerfahren. Sie hat sich als Putzerin schlecht und recht durchs Leben gebracht und lebt heute unauffällig von ihrer Altersrente. — Da solche Kranke bei jeder Geisteskrankenzählung unerfaßt bleiben und da außerdem die Zugehörigkeit eines solchen blanden Alterswahns zum schizophrenen Formenkreis fraglich ist, zählen wir diese Kranke nicht zu den endogen geisteskrank gewordenen Probanden.

Auch wenn man berücksichtigt, daß von unseren 120 Probanden im Zeitpunkt der Erstuntersuchung nur 51 unter 30- und nur 78 unter 40jährig waren, ergibt sich für unsere Neurotiker eine Erkrankungswahrscheinlichkeit an endogenen Psychosen, die — entgegen meinen Erwartungen — diejenige in der Gesamtbevölkerung nicht signifikant übersteigt.

Was wissen wir über diese Frage aus der *Literatur?*

Von den 50 poliklinischen Neurotikern von CANESTRINI u. MORENO[1], die im Zeitpunkt der Erstuntersuchung 14—35 Jahre alt waren, erkrankten im Laufe der folgenden 26—31 Jahre einer an typischem, aber nicht hospitalisierungsbedürftigem manisch-depressivem Kranksein und 3 an schizophrenen Psychosen, wovon 1 nie hospitalisiert war. Alle 4 an endogenen Geistesstörungen erkrankten Probanden hatten ursprünglich zur Gruppe der neurasthenisch-psychasthenischen Kranken gehört. (Die Autoren erwähnen noch 2 weitere Ausgänge in Schizophrenie. Ihrer ausführlichen kasuistischen Beschreibung läßt sich jedoch entnehmen, daß ihre diagnostische Abgrenzung von der in der deutschen und schweizerischen Psychiatrie gebräuchlichen abweicht und daß diese Fälle bei uns als schizoide bzw. sensitive Persönlichkeitsentwicklungen aufgefaßt würden.) Bei der Bewertung dieser Zahlen ist es von Bedeutung zu wissen, daß die Autoren von 500 Ausgangs-Krankengeschichten nur 50 Probanden nachuntersuchen konnten und daß sich einerseits unter den Nichtnachuntersuchten alle Verstorbenen, also auch die evtl. endogen verursachten Suicide, befinden, während sich anderseits unter den Wiederaufgefundenen vielleicht die in Rom psychiatrisch Hospitalisierten wegen ihrer leichten Auffindbarkeit häufen.

WHEELER und Mitarbeiter[19] konnten nach 22 Jahren über 171 von 173 Angstneurotikern und Neurasthenikern verwertbare Auskünfte einholen. Es handelte sich um Neurotiker, die seinerzeit einen Kardiologen aufgesucht hatten. In diesem zahlenmäßig außerordentlich vollständig erfaßten Krankengut fand sich keine einzige endogene Psychose. Bei den 18 Verstorbenen war die Todesursache in jedem Fall bekannt. Es war nur in einem Fall zum Suicid bei unklarer kurzdauernder Geistesstörung gekommen.

MÜLLER[14] untersuchte 57 poliklinische Zwangskranke nach durchschnittlich 25 Jahren und fand unter ihnen 7 sichere und 2 wahrscheinliche Schizophrene und 2 Manisch-Depressive.

Die Erkrankungswahrscheinlichkeit an endogenen Psychosen scheint also auch auf Grund der Resultate anderer Untersucher für die ambulanten Neurotiker mit Ausnahme der Zwangskranken (die in unserem eigenen Material fehlen) nicht wesentlich größer zu sein als in der Gesamtbevölkerung.

Die Verhältnisse ändern sich freilich etwas, wenn man von hospitalisierten Neurotikern ausgeht (vgl. z. B. RENNIE[16] und HARRIS[8]). Für die hospitalisierten Hysteriker widersprechen die hohen Morbiditätsziffern von ZIEGLER u. PAUL[21] der normalen Erkrankungswahrscheinlichkeit bei LJUNGBERG[10]. Aus den diagnostischen Bemerkungen der Autoren läßt sich der scheinbare Widerspruch lösen: Das Ausgangskrankengut ist in der ersten Arbeit diagnostisch viel weniger scharf von endogen psychotischen Zuständen abgegrenzt als in der zweiten Arbeit.)

Unter den 130 Zwangsneurotikern von EDITH RÜDIN[18] befanden sich nur 28 poliklinische Patienten, die anderen waren klinische Fälle. Die Beobachtungsdauer überschritt nur in 40% 10 Jahre. Von allen diesen Patienten waren am Ende der Beobachtungszeit, also nach verhältnismäßig kurzer Zeit, 6 manischdepressiv, 6 schizophren und einer litt an einer Imolutionspsychose.

### 3. Fehlprognosen auf Schizophrenie

Bei 13 Probanden, nämlich 5 männlichen und 8 weiblichen Patienten, wurde anläßlich der Erstuntersuchung oder später der Verdacht auf eine beginnende Schizophrenie ausgesprochen, und zwar 5mal von erfahrenen Ärzten unserer Poliklinik, 4mal von erfahrenen Psychiatern auswärtiger Nervensanatorien und 4mal von nicht-psychiatrischen Krankenhausärzten. Mit einer Ausnahme wurden alle diese Schizophrenie-Verdachtsprognosen im ersten Viertel der Beobachtungszeit gestellt.

In der Hauptsache, nämlich 11mal, handelt es sich dabei um Patienten, mit denen der Arzt einen „schlechten affektiven Rapport" hatte. Die Patienten schienen mehr als bloß schizoid zu sein; sie zeigten Steifheit der Affekte, des Blicks und der Motorik, Inhalt und Ton ihrer Rede paßten nicht zusammen, es fielen an ihnen wahnhafte hypochondrische oder Beeinträchtigungsideen auf. In 2 Fällen wurden bei Anstaltsaufenthalten depressiv-hysterische Halluzinationen, in 1 Fall katatoniform gehemmte Affektivität und Motorik beobachtet. Diese letzteren Patienten zeigen heute keine von den Störungen mehr, die damals den Schizophrenieverdacht begründeten. Von den andern wirken etwa 6 heute noch ziemlich gleich „schizophrenieverdächtig" wie damals, wenn man auf ihre affektiven Eigenarten abstellt. Von den restlichen 4 sind noch bei Dreien deutliche Reste der damaligen affektiven Eigenheiten vorhanden.

Jeder Psychiater begegnet zwar immer wieder Schizophrenen, die zu Beginn ihrer Erkrankung genau so aussahen wie unsere Schizophrenieverdächtigen. Die

„Umkehrung" dieser Erfahrung und ihre prognostische Verwertung scheint sich jedoch nicht zu bewähren. In unserem Material wenigstens hat sich die Schizophrenieprognose nie bewahrheitet, während sie bei den wirklich schizophren gewordenen Probanden nicht früher gestellt werden konnte, als bis die Schizophrenie manifest war.

## 4. Inwiefern sind Neurosen und Schizophrenien „verwandt"?

Hinter unseren Fehlprognosen steht gewöhnlich die Idee von der „latenten" Schizophrenie, wobei man unwillkürlich annimmt, daß eine solch latente Psychose früher oder später manifest wird. Häufig werden aus dieser Vorstellung sogar praktische Konsequenzen gezogen. So wird z. B. bei diesen Kranken oft von „aufdeckender" Psychotherapie abgeraten, weil man durch affektive Erschütterungen die Psychose zu aktivieren fürchtet (z. B. EISENSTEIN[106], MÜLLER-ECKHARD[107], RENNIE[16], SHENKEN[108], ZILBOORG[109]). Andere Autoren (z. B. ROSEN[171]) erblicken gerade in diesen Vorstellungen eine Chance für die Psychotherapie der großen Psychosen.

Eine weitere Wurzel vorschneller Schizophrenieprognosen dürfte im diagnostischen Unbehagen des Untersuchers liegen: Man „kippt" innerlich zwischen der Diagnose „Neurose" und „Schizophrenie" hin und her und projiziert dann dieses Erlebnis auf den Patienten, indem man annimmt, auch er könne in einem solch „zwiespältigen" Zustand nicht verharren, sondern werde wohl irgendwie „kippen" müssen. Vielleicht sind aber solche Zustände (sofern sie nicht krisenhaft, sondern allmählich aufgetreten sind), an sich nicht unstabiler als andere Persönlichkeitsentwicklungen, mögen sie für die Gefühlswelt des Betrachters noch so „bizarr" oder „unhaltbar" erscheinen.

*Die Erfahrungen dieses Kapitels haben uns davon abgebracht, die ambulanten Neurosen als eine Art Zwischenstadium zwischen Gesundheit und endogener Psychose anzusehen bzw. die endogenen Psychosen als schwerste Neurosen aufzufassen.* Diese Ansicht kann sich höchstens ganz allgemein auf die Schwere der Zustandsbilder beziehen. Wäre sie in einem tieferen Sinne wahr, so müßte man doch eine größere Verwandtschaft der Familienbilder oder der Verläufe erwarten. — *In prognostischer Hinsicht vermuten wir, daß auch der erfahrene Psychiater die Schizophrenie im allgemeinen nicht sehen kann, bevor sie da ist.*

### *Kapitelzusammenfassung*

Die Erkrankungswahrscheinlichkeit an endogenen Psychosen scheint sowohl nach unseren wie nach den Ergebnissen anderer Untersucher weder für die nahen Verwandten ambulanter Neurotiker noch für die Kranken selber signifikant höher zu sein als in der Gesamtbevölkerung. Nach der bisherigen Literatur besteht nur für die Zwangskranken eine Ausnahme von dieser Regel.

Der „Verdacht auf beginnende Schizophrenie", der bei 13 unserer Probanden ausgesprochen worden war, erwies sich in allen Fällen als Fehlprognose, während die beiden später wirklich ausgebrochenen Schizophrenien nicht vorausgesehen werden konnten. Dies stimmt mit der allgemeinen klinischen Erfahrung überein, wonach man das „Herannahen" der wirklichen Schizophrenie in der Regel zu Unrecht vermutet und es dafür dort, wo es eintreten wird, nicht sieht, bis es da ist.

Verlaufstendenz und Familienbild der bisher untersuchten Neurosen sprechen nicht dafür, daß (mit Ausnahme eines Teils der Zwangskranken) die Neurosen als „leichte endogene Psychosen" oder die endogenen Psychosen als „schwere Neurosen" aufzufassen sind.

# VI. Das Kindheitsmilieu

## 1. Tabellarische Übersicht

Tabelle 10. *(Zwischen den männlichen und den weiblichen Probanden bestehen keine nennenswerten Abweichungen, so daß eine einzige Tabelle genügt)*

| a) Äußere Auflösung der Familieneinheit durch | Alter | | | | total | |
|---|---|---|---|---|---|---|
| | 0—5 | 6—10 | 11—15 | 16—20 | 0—15 | 0—20 |
| Tod des Vaters | 6 (+1) | 2 | 7 (+1) | 2 | 15 (+2) | 17 (+2) |
| Tod der Mutter | 2 | 7 (+1) | 5 (+1) | 2 | 14 (+2) | 16 (+2) |
| Trennung von Eltern (Heim- oder Pflegekind) | 7 | 2 | 2 | — | 11 | 11 |
| Trennung und Scheidung der Eltern | 2 (+1) | 2 | 1 (+1) | — | 5 | 5 |
| Unehel. Geburt, nachher ungeordnetes Milieu | 2 (+1) | — | — | — | 2 (+1) | 2 (+1) |
| Summe der „broken homes" | 19 (+3) | 13 (+1) | 15 (+3) | 4 (—) | 47 = 39% | 51 = 42% |
| b) Ungünstige Eltern | in der ganzen Jugend | | | | | |
| Vater Alkoholiker | | | | | 17 (+11) | 17 (+11) |
| Summe der „broken homes" inkl. alkohol. Milieu | | | | | 64 = 53% | 68 = 57% |
| Vater abnorme Persönlichkeit | | | | | 11 (+13) | 11 (+13) |
| Mutter abnorme Persönlichkeit | | | | | 16 (+27) | 16 (+27) |
| Ehe der Eltern zerrüttet | | | | | 2 (+2) | 2 (+2) |
| Summe der gestörten Fam. | | | | | 93 = 78% | 97 = 81% |
| „Unauffälliges" Milieu | | | | | 27 = 22% | 23 = 19% |
| | | | | | 120 = 100% | 120 = 100% |

Die in Klammern beigefügten Zahlen beziehen sich auf Familien, bei denen ein anderes (sicherer faßbares, in der Tabelle meist weiter oben aufgeführtes) Störmerkmal bereits für die Zählung verwendet worden war.

Unter den als gestört gezählten Familien kamen noch die folgenden zusätzlichen Störfaktoren vor, für die die Tabelle keine Rubriken enthält: 3 Suicide von Vätern (unter den verstorbenen Vätern mitgezählt), 4 alkoholische Stief- und Pflegeväter, die die Probandinnen im schulpflichtigen Alter sexuell mißbrauchten (in allen Fällen durch Akten belegt), 2 kriminelle Mütter und 6 ablehnende Stiefmütter, alles vor dem 15. Altersjahr der Probanden.

## 2. Bewertung der Daten

Die Angaben, auf denen die obere Hälfte der Tabelle basiert, erscheinen uns hinreichend zuverlässig. Tod, Trennung von den Eltern und Scheidung der Eltern werden selten erfunden und selten geleugnet, wenn danach gefragt wird. Es ergibt sich, daß in rund 40% unserer Fälle die Familieneinheit vor dem 16. Altersjahr unserer Probanden äußerlich zerstört war.

Die Angaben, auf denen die untere Hälfte der Tabelle beruht, sind dagegen weniger gesichert, weil sie weniger faßbar und stärker affektiv getönt sind. Immerhin dürfte auch die Anzahl der alkoholischen Väter mindestens der wirklichen Zahl entsprechen. Wir rechneten dazu nur solche Fälle, wo die Trunksucht sich sozial oder intern familiär grob auswirkte. Die meisten dieser Väter pflegten zu Hause im Rausch zu randalieren und Frau und Kinder zu verprügeln. Häufig kamen dazu die charakteristischen alkoholischen Selbstmorddrohungen und -versuche, das Verjagen der Familienangehörigen aus dem Haus, Eifersuchtsszenen und wirtschaftlicher Niedergang. Solche konkrete Einzelheiten werden von den Patienten selten erfunden. Rechnet man die Alkoholikerfamilien auch noch zu den sicher schwer gestörten Familien, so ergeben sich 50—60% „broken homes".

Fragwürdiger ist es, die „abnormen Elternpersönlichkeiten" und die „zerrütteten Ehen" der Eltern von den „unauffälligen" Verhältnissen zu scheiden. Wir haben auch hier nur Berichte über massive, mindestens subjektiv als schwerwiegend empfundene Beziehungsstörungen verwertet. Was schließlich die „geordneten" Familienverhältnisse betrifft, bin ich schon bei anderer Gelegenheit[116] auf die Problematik solcher Feststellungen gestoßen.

## 3. Die Stellung in der Geschwisterreihe

haben wir bloß grob berücksichtigt, indem wir einerseits alle älteren und anderseits alle jüngeren Geschwister zusammenzählten. Von den 501 Geschwistern waren 239 älter und 262 jünger als die Probanden, ein Unterschied, der zweifellos nichts bedeutet. Es scheint also, in Übereinstimmung mit allen Angaben in der einschlägigen Literatur (z. B. Brown[112], Ingham[119], Ljungberg[10]), keine allgemeine Tendenz zu gewissen Extremstellungen neurotischer Probanden in der Geschwisterreihe zu bestehen. — Daß unter den 28 Halbgeschwistern 25 zu den weiblichen Probanden gehören, dürfte ein Zufall sein.

## 4. Aus der Literatur zur Milieustatistik

Eine Übersicht über 18 einschlägige Arbeiten gibt der entsprechende Abschnitt unseres Literaturverzeichnisses. Bolles[111], Brown[112], Slater[129], Conklin[114], Ingham[119], Madow u. Hardy[123] und Ljungberg[10] bearbeiteten neurotisches Krankengut, wobei die 4 letzteren Arbeiten auch Vergleiche mit Gesunden bringen. Die Resultate sind z. T. schwer vergleichbar, weil die Untersuchungsmethoden und Einteilungskriterien stark wechseln.

Mit einiger Wahrscheinlichkeit geht immerhin besonders aus den 3 letzteren Arbeiten über neurotische Studenten bzw. Soldaten bzw. Hysteriker hervor, daß die Unterschiede in den Familienschicksalen Neurotischer und Gesunder weit weniger in den Verwaisungsziffern als in der Häufigkeit krankhafter Elternpersönlichkeiten und familiärer Konfliktsituationen liegen. Die Zahlen weichen von den unseren, soweit sie vergleichbar sind, nicht erheblich ab.

Bemerkenswert ist, daß die „broken-home"-Ziffern für Alkoholiker (M. Bleuler[110]) und für Schizophrene[116, 118, 120, 122, 124, 125, 126] nicht wesentlich von denjenigen für Neurotiker abweichen.

## 5. Die fehlende statistische Nachweisbarkeit der Milieueinflüsse auf Syndrome und Verläufe

Wir sind uns darüber im klaren, daß keine Milieustatistik über die Art des Familieneinflusses (genetisch oder psychisch) etwas aussagen kann. Möglich wäre höchstens der statistische Nachweis, *daß* überhaupt irgendein Zusammenhang anzunehmen ist, der sich mit einiger Regelmäßigkeit auswirkt. Aber auch diesen Nachweis konnten wir mit unserem Material auf statistischem Wege nicht erbringen.

Dies erweist sich, wie immer man auch Art oder Schwere der Milieuschäden mit den Krankheitsbildern und ihren Heilungstendenzen zu korrelieren sucht. Insbesondere häufen sich unter den in „unauffälligen" Familien herangewachsenen Probanden keineswegs die günstigen Verläufe — wohl aber die am wenigsten gründlich untersuchten Patienten. Die 20 günstigsten und die 20 ungünstigsten Neurotikerschicksale haben ihren Anfang durchschnittlich weder in einer besonders geordneten noch in einer besonders ungeordneten Kindheit genommen. Auch Ljungberg[10] ist bei seinen Hysterikern auf das Fehlen solch deutlicher Zusammenhänge gestoßen.

Man könnte vielleicht in Anlehnung an die erwähnten Ergebnisse von Ingham, von Madow u. Hardy und von Ljungberg erwarten, daß die durch Tod der Eltern gestörten Familien für das Kind weniger schädigend sind als die durch charakterliche Abnormitäten der Eltern belasteten. Aber auch wenn man die Frage so stellt, gelingt keine Korrelation. Höchstens hat man den Eindruck, daß die besonders schwer verlaufenden Persönlichkeitsstörungen sich ganz allgemein vor allem bei Menschen aus besonders schwer zerrütteten Familien einstellen, ein Eindruck, der sich aber zahlenmäßig keineswegs fassen läßt, so lange man innerhalb *einer* Gruppe seelisch Kranker bleibt. Erst beim Vergleich der Familien *irgendwie* seelisch Kranker — seien sie nun neurotisch, süchtig oder endogen psychotisch — mit den Familien Gesunder scheinen sich statistisch faßbare quantitative Unterschiede zu ergeben. Aus den bisherigen Forschungsergebnissen ist zu entnehmen, daß es noch nicht gelungen ist, irgendwelche einigermaßen typische oder spezifische Arten von Milieuschäden für gewisse Gruppen seelischer Störungen herauszuarbeiten. Es läßt sich lediglich ganz allgemein feststellen, daß sich in den Familien das Ähnliche zu häufen pflegt: bei den Schizophrenen die Schizophrenen und bei den Cycloiden die Cycloiden (bei deren Unterformen sich sogar jeweils die gleichen Unterformen zu häufen pflegen), bei den Epileptikern die Epileptiker, bei den Oligophrenen die Oligophrenen und bei den Alkoholikern die Alkoholiker und wahrscheinlich auch bei den Neurotikern die jeweils ähnlich gearteten Neurotiker (Ljungberg[10]!) — und endlich eben bei den Gesunden die Gesunden. (Im eigenen Krankengut konnten die Persönlichkeitsstörungen und Neurosenformen der Angehörigen zu wenig differenziert und zuverlässig erfaßt werden, um den Nachweis der Häufung ähnlicher Neurosenformen innerhalb der Familien zu ermöglichen.)

Unsere Tabelle ist demnach kein System pathogener Faktoren, sondern eine Sammlung menschlichen Elends. Die wahre Bedeutung des Milieus erschließt sich keiner Statistik. Sie kann nur durch die Versenkung in den Einzelfall erlebt werden.

### Kapitelzusammenfassung

40% der Familien unserer Probanden wurden vor deren 16. Altersjahr durch Tod der Eltern, Trennung von den Eltern oder Trennung und Scheidung der Eltern aufgelöst. Rechnet man dazu noch die schweren Alkoholikerfamilien, so ergeben sich ca. 55 „broken homes". Werden auch die Familien mit anderen ungünstigen Elternpersönlichkeiten einbezogen, so beträgt der Anteil der gestörten Familien rund 80%. Dabei ist zu berücksichtigen, daß sich unter den 20% aus „unauffälligem Milieu" stammenden Probanden die mangelhaft Untersuchten häufen.

Korrelationen verschieden stark und verschiedenartig gestörter Familien mit bestimmten Syndromen oder Verlaufstendenzen ließen sich in unserem Material nicht auffinden. Vergleiche mit der Gesamtbevölkerung bei anderen Untersuchern lassen vermuten, daß Verwaisungen bei den Neurotikern nicht wesentlich häufiger vorkommen als im allgemeinen, wohl aber pathologische Elternpersönlichkeiten.

Unsere „broken-home"-Ziffern stimmen ungefähr mit denjenigen bei Alkoholikern und bei Schizophrenen überein, sind aber wahrscheinlich höher als in der Gesamtbevölkerung. Die ätiologische Kardinalfrage (Milieuwirkung oder Vererbung) wird durch solche Ziffern nicht geklärt. — Wahrscheinlich hat für die Neurotiker dieselbe einfache und allgemeine Familienbildregel Gültigkeit, die auch die meisten anderen großen psychiatrischen Syndrome (wie die verschiedenen Typen der endogenen Psychosen, die genuine Epilepsie, die Oligophrenien und den Alkoholismus) betrifft: daß nämlich innerhalb der Familien sich ähnlich geartete seelische Störungen zu häufen pflegen (eine Regel, die nur durch wenige wissenschaftlich gesicherte differenziertere Gesetzmäßigkeiten ergänzt wird).


# VII. Verlaufstendenzen verschiedener Syndrome

Wir werden uns in diesem Kapitel nur mit den Krankheitserscheinungen im medizinisch und psychiatrisch engsten Sinne beschäftigen. Die Beziehungen der herausgegriffenen Störungen zu Charakter, Arbeitsfähigkeit, Kontaktvermögen und Lebensglück berücksichtigen wir nur in den kasuistischen Beispielen, nicht aber in den Zusammenstellungen. Indem wir damit die menschlich wichtigsten Aspekte vernachlässigen, beschränken wir uns auf die Darstellung des deutlich Faßbaren.

Die vollständige Ausschöpfung unseres Materials in Bezug auf die vorkommenden Symptome ist nicht möglich. Bei einer Reihe von neurotischen Störungen verzichten wir auf systematische Darstellung, weil unser entsprechendes Krankengut entweder zu klein oder zu wenig adäquat untersucht ist. Hierher gehören vor allem die Süchte, ferner einige neurotisch bedingte Organreaktionen wie Durchfälle, Erbrechen und Erröten und schwer beurteilbare neurotisch verstärkte Beschwerden wie die Rückenschmerzen. Mit Ausnahme der Ulcuskrankheit geben wir auch keine Zusammenstellung der in unserem Material vorkommenden psychosomatischen Leiden wie essentielle Hypertonie, Migräne, Hyperthyreose, Asthma bronchiale, Ekzem, Colitis ulcerosa, Pruritus ani, Adipositas und Anorexie, weil dies den Rahmen unserer Arbeit überschreiten würde. Unser Material und unsere Untersuchungsmethode erlauben es uns auch nicht, uns zur Frage der psychosomatischen Typologie zu äußern.

Abgesehen von diesen Einschränkungen werden wir die meisten der häufigen und klassischen neurotischen Syndrome behandeln. *Es hat sich gezeigt, daß es im Rahmen der Verlaufsstudien möglich und sinnvoll ist, verschiedene neurotische Syndrome bei ein und demselben Patienten gesondert zu verfolgen.* Daraus erklärt es sich, daß die Gesamtzahl der erwähnten Verläufe größer ist als unsere Probandenzahl.

Es wäre naheliegend, die Verläufe der medizinisch und der psychotherapeutisch behandelten Kranken denjenigen der Unbehandelten gegenüberzustellen. Ein Versuch in dieser Richtung erweist sich jedoch als unfruchtbar, soweit er sich auf die Symptomverläufe bezieht. Die Gründe dafür werden wir im Kapitel über die Therapie (X.) anführen. Hier sei lediglich bemerkt, daß nur die wenigsten unserer Patienten im Laufe ihres Lebens eine längerdauernde, intensive und nicht medikamentös larvierte Psychotherapie durchgemacht haben.

## 1. Verwendete Begriffe

### a) Zur Einteilung der Neurosen

**1.** Die Bezeichnung „neurotische Syndrome" verwenden wir synonym mit „Neurosentypen". Wir haben in unserer Arbeit nie Anlaß gefunden, die klassischen Typen oder Syndrome zu ergänzen, neu zu umschreiben oder anders aufzufassen. (Die einzige Ausnahme bilden vielleicht die „Magenneurotiker", die uns heute mehrheitlich als Ulcuskranke erscheinen, s. Abschnitt 8). — Unsere Definitionen sind so deskriptiv wie möglich gehalten. Sie sind zur Hauptsache dem Bleulerschen Lehrbuch entnommen.

Wir sind uns bewußt, daß wir damit die Diskussion der modernen psychodynamischen Anschauungen umgehen. Es liegt aber in der Art und Absicht unserer ganzen Arbeit begründet, daß sie in wissenschaftlicher Beziehung so „äußerlich" und „deskriptiv" sein will als es eben geht.

Selbstverständlich gibt es keine „scharfen" Grenzen zwischen den verschiedenen neurotischen Syndromen. Viele von ihnen neigen ja auch, wie wir sehen werden, dazu, bei ein und demselben Kranken zeitlich ineinander überzugehen. Indessen wird uns eine gewisse praktische Bedeutung von einigen der folgenden Syndrome dadurch nahegelegt, daß sie nach unseren Erfahrungen voneinander recht verschiedene prognostische Tendenzen haben. Natürlich handelt es sich deswegen bei ihnen noch lange nicht um „Krankheitseinheiten" oder auch nur um „Krankheitsgruppen". — Für die Zwecke unserer Arbeit bedeutet der Ausdruck „Syndrom" nicht mehr als „häufig vorkommende und leicht beschreibbare Symptomgruppe".

**2.** Bei der *Hysterie* sind die Symptome grob auffällig und lassen demonstrative Tendenzen erraten. Hysterische Symptome sind auf körperlichem Gebiet u. a. Ausfälle von Sinnesempfindungen, Lähmungen, Krämpfe, Kontrakturen, Erbrechen, auf psychischem Gebiet die psychogenen Dämmerzustände. Den „hysterischen Charakter" berücksichtigen wir in *diesem* Kapitel nicht.

**3.** Beim *Angstsyndrom* beziehen wir uns einzig auf das manifeste, bewußt erlebte und als solches geschilderte Angstgefühl, sei es nun gegenstandslos, überwertig oder phobisch.

**4.** Die Definition der *Zwangskrankheit* ist allgemein anerkannt.

**5.** Auch der *Hypochondrie* liegt eine Art Angst zugrunde. Allein die Befürchtung oder die Krankheitsgewißheit des Hypochonders konzentriert sich auf ein bestimmtes vermeintliches körperliches Übel, das überdies nicht selten mehr das „Interesse" als die „Angst" des Kranken weckt. Während der Angstkranke meist *gegen* seine Angst kämpft, beschäftigt sich der Hypochonder meist *mit* ihr.

**6.** Zur *Neurasthenie* gehört hauptsächlich psychische Reizbarkeit bei gleichzeitiger übertriebener Erschöpfbarkeit; ferner Symptome wie Konzentrationsunfähigkeit, Vergeßlichkeit, Schwindel, Schlaflosigkeit, Paraesthesien, Topalgien, Kopfweh, oft mit Kopfdruck, Verdauungsstörungen aller Art, Pollutionen, Spermatorrhoe, Eiaculatio praecox, Impotenz, ferner kardiovasculäre Symptome wie abnorme Erregbarkeit des Herzens, Tachykardie, Kongestionen, Hyperidrosis. Die Stimmung ist, wenn auch nicht konstant, so doch vorwiegend depressiv. Deshalb ist die Abgrenzung von den

**7.** *Neurotischen Depressionen* besonders willkürlich. Wir haben trotzdem einige Fälle zusammengestellt, bei denen die manifeste, bewußt erlebte und als solche geschilderte depressive Verstimmung uns stärker betont erschien als die nie fehlenden neurasthenischen Symptome. — Ebenso willkürlich ist oft die Unterscheidung der

**8.** *Organneurosen* von der Neurasthenie. Hier beherrschen Klagen über Körperbeschwerden das Bild, ohne daß die psychopathologischen Erscheinungen der Neurose in den Vordergrund treten würden. Die Körpererscheinungen treten hier ohne manifeste Demonstrationstendenz, Erregung, Angst oder Depression an den Tag und sind vielen Symptomen von Körperkrankheiten zum Verwechseln ähnlich. — In unserem Material sind nur die *Magenneurosen* zahlreich genug, um die Zusammenstellung zu lohnen. Im übrigen scheint die Zusammenfassung verschiedener organneurotischer Beschwerden (wie z. B. Magen-, Herz- und Rückenbeschwerden) zur Gruppe der „Organneurosen" durch keine tiefere Gemeinsamkeit in Wesen und Verlaufstendenz dieser Störungen gerechtfertigt — im Gegensatz zu den anderen, oben genannten Syndromen.

### b) Zur Verlaufsdarstellung

**1.** *Syndromwandel* nennen wir die zeitliche Aufeinanderfolge von verschiedenen Neurosentypen, z. B. das Auftreten einer Organneurose nach dem Abklingen einer Hysterie oder den Übergang einer Depression in ein psychosomatisches Leiden. Als bloßen *Symptom*wandel dagegen bezeichnen wir den Wechsel der Symptome innerhalb ein und desselben Neurosensyndroms, z. B. den Übergang eines hysterischen Dämmerzustandes in eine hysterische Lähmung oder den Übergang eines neurasthenischen Kopfwehs in neurasthenische Impotenz.

Wenn die Syndrome sich zeitlich überdecken und fließend ineinander übergehen, sprechen wir von *kontinuierlichem* Syndromwandel; wenn sie durch symptomfreie Intervalle getrennt sind, von phasischem Syndromwandel.

**2.** Die neurotischen *Phasen* grenzen an symptomarme bis symptomfreie *Intervalle* oder *Intermissionen*. Diese sind praktisch frei von Erscheinungen der oben erwähnten Syndrome, nicht aber von charakterneurotischen Zügen und Persönlichkeitsstörungen, die in diesem Kapitel ja nicht zur Darstellung gelangen. — Die Erfahrung zeigte uns — unerwarteter Weise —, daß jahrelange Phasen sich später meistens nicht in gleicher Art wiederholen, sondern daß eine spätere Phase häufig einem anderen Syndrom angehört als eine frühere. Phasische Verläufe zeigen also häufiger Syndromwandel als Syndromkonstanz.

Beispiel:

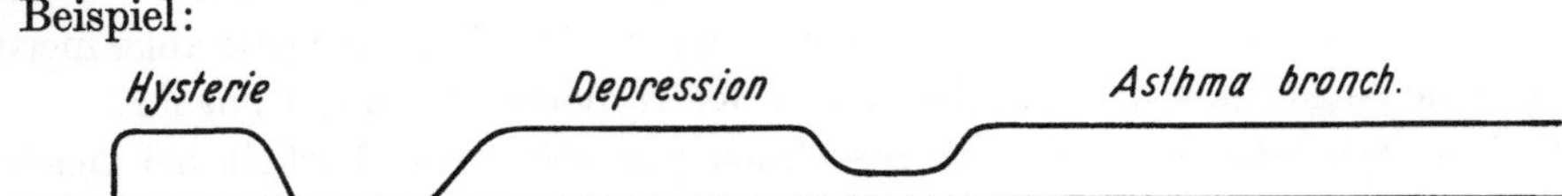


**3.** *Wellenförmig* nennen wir einen Verlauf, wenn die Wellentäler (= Remissionen) die Null-Linie der praktischen Symptomfreiheit nicht erreichen. Syndromwandel kommt hier seltener vor.

Beispiel:

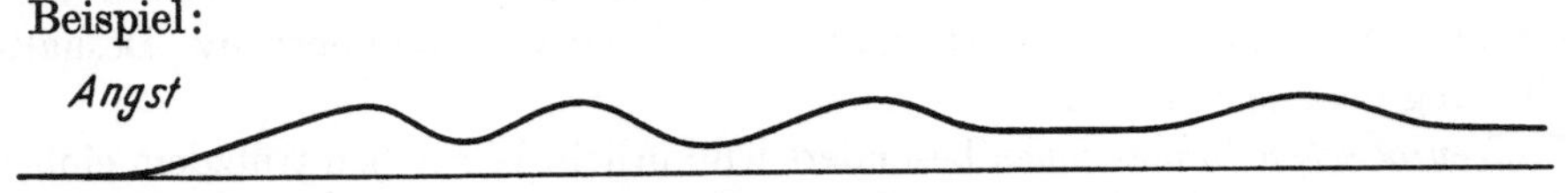


**4.** *Gleichförmig* ist ein Verlauf, der im Laufe der Jahrzehnte keine deutlichen Phasen, Intervalle, Wellen und Syndromwandlungen zeigt.

Beispiel:

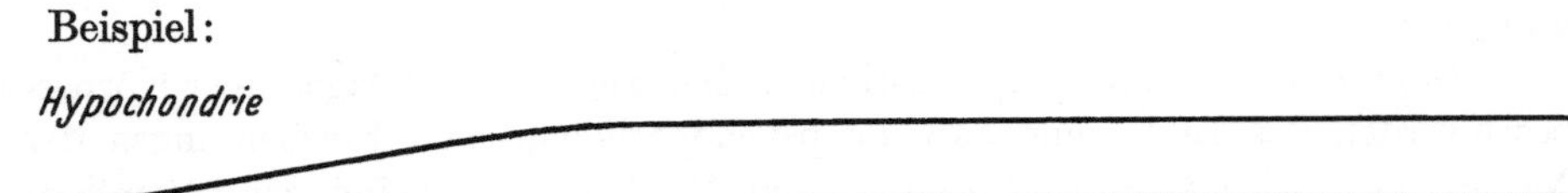


### Zusammenfassung des Abschnitts

Die neurotischen Syndrome Hysterie, Angstkrankheit, Zwangskrankheit, Hypochondrie, Neurasthenie, neurotische Depression und der Sammelbegriff „Organneurose" sowie die Begriffe des phasischen und des kontinuierlichen Syndromwandels und der phasischen, wellenförmigen und gleichförmigen Verlaufsform werden deskriptiv definiert. Die verschiedenen Syndrome können kasuistisch und zeitlich ineinander übergehen. Sie eignen sich jedoch als Anhaltspunkte für die beschreibende Erfassung. Einigen von ihnen kommen darüber hinaus prognostische Eigentümlichkeiten zu, was ihre praktische Brauchbarkeit erhöht.

## 2. Verläufe bei hysterischen Syndromen

Das Material umfaßt einen männlichen und 26 weibliche Probanden, bei denen zeitweise hysterische Symptome im Vordergrund standen. Wir haben hysterische Erscheinungen kaum je als „Nebensymptome" gefunden, da sie sich eben ihrer Natur nach in das Blickfeld des Betrachters drängen. Bei allen diesen 27 Probanden fiel die Erstuntersuchung in die hysterische Epoche.

In der folgenden Übersicht über die Verläufe lassen wir 3 Patientinnen, die nach 3, 4 bzw. 8 Jahren Suicid begingen, wegen der Kürze ihrer Katamnesen weg, so daß unsere Zusammenstellung noch 24 Fälle umfaßt. (Die 5 chronisch „hysterisch" Krankheitssüchtigen, die als solche schon bei der poliklinischen Erstuntersuchung erkennbar waren, werden im nächsten Kapitel über die Ausgangszustände besprochen, weil bei ihnen die hysterischen Mechanismen gegenüber der Krankheitssucht als nebensächlich erscheinen.)

## *Übersicht*

Die Zahlen bezeichnen die Lebensjahre.

Die eingeklammerte Zahl hinter der Nummer des Falles gibt das heutige Alter an.

A. = Anfälle von ...

In Klammern sind Krankheitserscheinungen angeführt, die wir am ehesten als „psychosomatische" bezeichnen möchten, ohne indessen in jedem Fall ihre tieferen Zusammenhänge mit der Neurose nachweisen zu können.

Charakterneurotische Störungen ohne umschriebene neurotische Symptome sind nicht berücksichtigt; sie sind in der Regel auch in den Intervallen vorhanden.

*Diese wie alle folgenden ähnlichen tabellarischen Übersichten erfassen nur die gröbsten Syndromwandlungen im definierten Sinn.* Alle feineren Schwankungen und Entwicklungen werden vernachlässigt, schon deshalb, weil die Zahlen nur auf Jahre genau sind. Der Verlauf wird gleichsam aus der Ferne oder durch ein grobes Raster mit Jahreseinteilung betrachtet.

### Männlicher Fall:

1. (52) Jugend bis heute: Hypochondrische Befürchtungen und Maßnahmen
   - 24, 27:  A. Dämmerzuständen mit Opisthotonus
   - 32:  Funktionelle Atembeschwerden
   - 43:  (Rückenschmerzen bei fraglicher Spondylose)
   - 47:  (A. Kopfweh)
   - ?—heute: (Essentielle Hypertonie)

### Weibliche Fälle:

2. (57) 21—23: A. Dämmerzuständen mit Umsichschlagen
   - 50—56: Herzneurose
3. (57) 35—37: Hysterische Adductorenkontraktur, durch Tenotomie beseitigt
   - 39:  Atemnot und „Engigkeit", keine Verdrängungserscheinungen durch die bloß mandarinengroße Struma, trotzdem Strumektomie
4. (67) Kindheit bis heute: Leichte Pferdephobie
   - 28—35: A. Zittern und Steifwerden
   - 40—43: Neurotisch verstärkte reaktive Depression
   - 65—66: Neurotische Magenbeschwerden
5. (62) 24—26: A. Zittern und Abasie
   - 37—39: A. Zuckungen und Engegefühl
   - 44—45: Neurastheniforme Ohnmachten
   - 50er Jahre: Kopfweh und Magenschmerzen
   - 60—heute: Brust- und Atemschmerzen
6. (66) 20—?: Halbseitenlähmung
   - 33—36: A. Ohnmachten und Dämmerzustände
   - 37:  Depression mit hysteriformen Zügen
   - 41:  Aphonie
   - ?—heute: Verfolgungswahn, wahrscheinlich nicht schizophren
7. (50) Jugend bis 40er Jahre: Venerophobie u. a. phobische Ängste
   - Jugend bis heute: Kopfwehanfälle (Migräne?)
   - 18—21: A. Schwindel, Erbrechen, Durchfälle, demonstrativer Angst
   - 25—27 und 32—33: Postpuerperale Depressionen, seither Rückenweh (und Adipositas)
   - 42:  Fragliche Gallenblasenanfälle
8. (67) 40—62: A. Atemnot und Zittern, allmählich abnehmend
   - 54—60: Magen- und Verdauungsbeschwerden
   - 64:  (Ureterstein)
9. (44) 20—21: Hysteriforme Reaktionen auf organische (pericholecystitische?) Beschwerden
   - 30:  Ganser-ähnliche Reaktion auf erotischen Konflikt

        33—34: Kopfweh- und Schwindelanfälle
        40—heute: (Unabgeklärte Kreuzschmerzen)
10. (49) 28—29: A. Schwindel und Zittern
        43—heute: (Klassische Migräne, seit 45 gebessert)
        45—46: Neurotische Depression und Anorexie
11. (62) 44:      Abasie
        46—heute abnehmend: Funktionelle Unterleibsbeschwerden
        49—57: (Recidivierende Urticaria)
12. (56) 31—32: A. multiplen hysterischen Symptomen
        50:      (Quälende Hypersexualität in Menopause)
13. (38) 12—18: A. Zittern und arc-en-cercle
        28—heute: (Schübe von Asthma bronchiale)
        36—heute: (Kreuzweh bei Osteochondrose der Lendenwirbelsäule)
14. (64) 40:      Hysteriforme Atembeschwerden nach Abdominaloperation
        59—61: (Fragliche Hyperthyreose)
        63:      (Fragliche Neuritis cervicalis)
        ?—heute: (Essentielle Hypertonie)
15. (62) 36—39: Hysterische Ohnmachtsanfälle
        60:      Funktionelle abdominale und dyspnoische Beschwerden
16. (57) 25—?: A. hysterischen Sehstörungen
        ?—heute: Übergang dieser A. in „Gallenblasenanfälle" ohne Ikterus und Fieber und
              bei normalem Cholecystogramm
17. (61) 39—heute: Mäßige Platzangst
        40—45: A. Würgen und Herzklopfen, die übergehen in
        45—61: fragliche Gallenblasenanfälle
        ?—heute: (Essentielle Hypertonie)
18. (53) 28—42: Tetaniforme Anfälle, die mehr und mehr
        42—heute: in neurasthenische Zustände übergehen
        58—51: „Nervöse Herzbeschwerden"
19. (52) Jugend bis heute: Angstzustände mit Atembeklemmung, deswegen
        15:      Kropfoperation
        34—?: Demonstrative A. Atemnot, die allmählich wieder in reine Angstneurose
              übergehen
        50—heute: Verstopfung (Wallungen)
20. (51) 24—?: A. Hyperventilationstetanie
        24—heute: Herzangst und Angst vor Psychose mit depressiven Phasen
21. (36) 23:      A. Steifwerden
        24—Tod mit 36: Chronische Hebephrenie
22. (53) Jugend bis heute: Angstneurose mit Agoraphobie
        25—ca. 27: Magenneurose
        28:      6stündige Sprechunfähigkeit nach Erschrecken
23. (50) 26—32: Hysterische Lach- und Wein-Anfälle
        33—36: Depression
        38—41: „Hysterische" Streckkrämpfe
        41:      Craniotomie = Astrocytom!
        41—heute: Hirnlokales Psychosyndrom
24. (61) 32—45: Herzneurose, dann Obstipation
        38—heute: „Hysterische Abasie", Globus hystericus—Muskelatrophie Aran-Duchenne!

    (Über die beiden letzten Fälle s. auch Kapitel VIII, Abschnitt 8.)

Die *Dauer* der hysterischen Symptome bzw. deren häufigen und störenden Auftretens betrug: 1mal 6 Std, 6mal wenige Wochen bis 1 Jahr, 5mal 1—2 Jahre, 2mal 2—5 Jahre, 4mal 5—10 Jahre, 3mal 10 bis über 20 Jahre; 3mal blieb die Dauer unklar, betrug aber mindestens mehrere Jahre.

Bei der Durchsicht der obigen Aufstellung springt zunächst die folgende *Regelmäßigkeit* in die Augen: *Kein einziger Patient leidet heute mehr an hysterischen*

*Symptomen* — aber 18 von den 24 Probanden sind später an anderen neurotischen Syndromen und 5 weitere (sowie etwa 7 von den genannten 18) an psychosomatischen Leiden erkrankt. Nur das schwere neurologische Leiden der letzten Kranken scheint spätere neurotische und psychosomatische Manifestationen überschattet zu haben. *Es ist also meist aus der Hysterie später ein anderer Neurosentypus geworden, während das Umgekehrte fast nie vorkam.*

Der *Syndromwandel* bevorzugt ganz eindeutig die Richtung von der Hysterie zur Organneurose oder zum psychosomatischen Leiden, oft auf dem Weg über neurasthenische und depressive Zustände. *Das Leiden zieht sich gleichsam von der leicht verständlichen Ausdruckssprache in die schwerer entzifferbare Organsprache zurück.* Gelegentlich hat ein Angstsyndrom vorbestanden, das sich dann auch weiterhin, gleichsam außerhalb oder unterhalb des wechselvollen Geschehens der phasischen Syndrome, durch das Leben hinzieht.

Eine genauere Betrachtung der *Verlaufsformen* zeigt, daß die phasischen (bzw. intermittierenden) Verläufe (Fälle 1—15) häufiger sind als die kontinuierlichen Verläufe (Fälle 16—20). Daß es zwischen diesen beiden Verlaufstypen keine scharfen Grenzen gibt, ist klar. Hingegen glauben wir doch gewisse prognostische Anhaltspunkte dafür zu erkennen, ob ein Verlauf später mehr kontinuierlich oder mehr phasisch aussehen wird: In unserem Material scheint akuter *Beginn* mehr für spätere Intermissionen, also für phasischen Verlauf, allmählicher und unscharfer Beginn dagegen mehr für einen späteren kontinuierlichen Verlauf zu sprechen. Trotzdem wir einräumen müssen, daß unsere Informationen in Bezug auf die genaue Anamnese und den Beginn des Leidens nicht immer zuverlässig sind, vermuten wir in dieser Hinsicht doch eine ganz ähnliche prognostische Regel, wie sie für die endogenen Psychosen bekannt ist (s. dazu Kapitel IX.). Es ist, wie wenn der Stil der Wellenform eines Neurosenverlaufes sich konstant zu erhalten bestrebt wäre.

Einige *Beispiele* mögen der Illustration der erwähnten Sukzessions- und Verlaufsregeln dienen:

1. (Fall 10 der Übersicht.) Phasischer Verlauf mit Syndromwandel.

Eine lebhafte junge Portiersfrau, die in ihrer Jugend von Höherem geträumt hatte als einen charakterlich und sozial subalternen Mann zu heiraten, erkrankte mit 28 Jahren plötzlich an Anfällen, in denen sie mit Schwindel, Zittern und Zucken hinsank und das Bewußtsein verlor. Ihre Frigidität sowie die Eifersucht auf ihren im Nachtdienst regelmäßig abwesenden Ehemann gestand sie sich bei uns halbwegs ein. Sie vermochte jedoch keine tragfähige Beziehung zum Arzt zu entwickeln, „weil der sie so blöd über intime Sachen ausgefragt habe", und blieb nach der zweiten Konsultation aus. Die Anfälle verschwanden ein Jahr später, als der Ehemann seine Arbeitszeit wechselte und nachts wieder in kontrollierbarer Nähe blieb. — Die Patientin zog nun in Ruhe ihren Knaben groß und erlebte wenig Erschütterungen bis zum Präklimakterium, in dem sich klassische, auf Dihydroergotamin prompt ansprechende Migräneanfälle einstellten. Diese Anfälle haben in den folgenden Jahren allmählich abgenommen. Dafür erkrankte sie, als der Mann im Kegelklub „in ordinäre Gesellschaft geriet", an einer ernsthaften Anorexie, in der die großgewachsene Frau innerhalb einiger Monate von 72 auf 53 kg abnahm. Sie glaubte, magenkrank zu sein, aß laut Arztbericht 12 Tage lang überhaupt nichts mehr und verfiel zusehends. Erst im Krankenhaus vermochte sie wieder zu essen und kurze Zeit darauf erholte sie sich vollständig, als der Ehemann die fragwürdigen Kegelabende aufgab.

2. (Fall 5 der Übersicht.) Phasischer Verlauf mit Syndromwandel.

Ein mageres Bauernmädchen wurde von seiner Stiefmutter mit viel Prügel und wenig Nahrung aufgezogen und hat später als kleine asthenische Schneiderin dem Leben auch nichts anderes als Bedrängnis und Unrecht zugetraut. Als in ihrem 23. Altersjahr ein Bursche um sie

warb, legte sie sich mit gelähmten Beinen ins Bett und schlug am nächsten Tag in einem
Anfall von Bewußtlosigkeit mit Armen und Beinen um sich. Die Anfälle wiederholten sich
noch ein paarmal, wenn die Patientin im Geschäft Spott oder Unrecht zu erleiden meinte. —
15 Jahre später wurde uns die Kranke wegen ähnlicher Erscheinungen wieder von der medizinischen Klinik geschickt. Die Anfälle verliefen allerdings etwas weniger dramatisch und
führten auch nicht zur Bewußtlosigkeit. Dafür verspürte die Kranke stärker das Steifwerden
ihrer Arme und ein Engigkeitsgefühl auf der Brust. In den folgenden Jahren vereinsamte sie
immer mehr und „ertrug Vergnügungen immer weniger". In der Menopause stellten sich
eigenartige Ohnmachtsanfälle ein, in denen sie „ganz steif und kalt" wurde. In ihren fünfziger
Jahren litt sie viel an Kopfweh und Magenbeschwerden, weswegen sie mit zweifelhaftem
Erfolg naturheilärztlich behandelt wurde. Seit sich die heute 62jährige Patientin mit Heim-
arbeit durchbringt, leidet sie an Atem- und Brustschmerzen. Mehrfache eingehende inter-
nistische Untersuchungen ergaben keinen andern Befund als ihre seit jeher bestehende Unter-
gewichtigkeit. Während früher mit der empfindsamen und intelligenten Kranken jeweils ein
guter Rapport herzustellen war, vermag sie sich heute nur noch zwischen weinerlicher und
verbitterter Gemütsverfassung hin und her zu bewegen und zu beteuern, daß „für sie eben
immer alles zuviel gewesen sei".

  3. (Fall 16 der Übersicht.) Kontinuierlicher Verlauf mit Syndromwandel.

  Mit dem schmachtenden Blick der grande hystérique schilderte uns seinerzeit eine elegante
35jährige, von einem „genialen aber skrupellosen Pionier in Übersee" geschiedene Frau ihre
anfallsweisen Sehstörungen, an denen sie schon seit geraumer Zeit litt: Sie erblickte jeweils
die Menschen ihrer Umgebung „der Länge nach halbiert" und verspürte nachher oft Schmerzen
in den Augenhöhlen und im Leib. — Heute empfängt uns eine auffallend jugendlich frisierte,
munter drauflosplaudernde Pyknika. Sie schildert uns in den buntesten Farben ihre 2 weiteren
Ehen und ihre zahlreichen künstlerischen Schaffensperioden. Allein so reich ihr Leben an
äußeren Wechselfällen gewesen ist, so sachte und allmählich haben sich ihre Anfälle gewandelt:
es sind jetzt hauptsächlich Schmerzen im rechten Oberbauch daraus geworden, die oft mit
Schwindelgefühlen und Erbrechen einsetzen, aber nie mit Ikterus oder Fieber einhergingen.
Der Röntgenologe hat zwar ein normales Cholecystogramm gefunden, äußert aber angesichts
des konstanten Druckpunktes an charakteristischer Stelle dennoch den Verdacht auf eine
Cholecystopathie. Die Patientin ihrerseits bringt eine dramatische Geschichte über das Auf-
und Abschwellen ihrer Leberlappen vor. Sie betont aber, daß ihre jetzigen Anfälle „genau
das Gleiche" seien wie ehemals.

  Es liegt nahe, bei der Analyse solcher Lebensgeschichten mit MITSCHERLICH
von „zweiphasiger Verdrängung" zu sprechen. Auf alle Fälle tendiert die Verlaufs-
richtung der neurotischen Störungen „*von der Gebärde zur Beschwerde*", wie wir
schlagwortartig sagen möchten. Diese Entwicklungsweise scheint einer sehr allgemeinen Tendenz zu entsprechen, der wir beim Studium der Neurosenverläufe auf
Schritt und Tritt begegnen. Bei den Hysterien ist diese Tendenz bloß am offen-
kundigsten, weswegen wir sie hier ausführlich darstellen.

  Deutliche *Ausnahmen* von dieser Sukzessionsregel bestehen, wenn man von
einer Andeutung bei Nr. 6 absieht (kurzdauernde Aphonie nach Depression), nur
bei den letzten 3 Patientinnen der tabellarischen Übersicht. — Bei der ersten von
ihnen handelt es sich weniger um eine eigentliche hysterische Neurose als um eine
hysterische Reaktion bei einer mittelschweren chronischen Angstneurose mit
Agoraphobie:

  (Fall 22 der Übersicht.) Der auf ihrem Büro als schreckhaft bekannten Patientin schrie
eine Kollegin „zum Jux" von hinten durch eine Kartonröhre plötzlich ins Ohr, was die
Ahnungslose furchtbar erschreckte. Ihrer nachfolgenden mehrstündigen Aphonie mag das
Bedürfnis nach Beeindruckung der Übeltäterin und nach Prävention gegen ähnlichen Unfug
zu Grunde gelegen haben. Einen nachhaltigeren hysterischen Ausdruck vermochte aber die
Patientin, die bereits organneurotische Magenbeschwerden hinter sich hatte und die seit
langem einen Teil ihrer Lebensenergien in Angst abzuführen gewöhnt war, ihrem tieferen
Leiden nicht mehr zu verleihen.

Bei den beiden anderen Probandinnen mit regelwidriger Sukzession der Syndrome erwiesen sich die hysterischen Erscheinungen in der Folge als bloße psychogene Überlagerungen beginnender neurologischer Leiden:

1. (Fall 23 der Übersicht.) Eine beruflich und erotisch unbefriedigte Kunstgewerblerin litt zwischen ihrem 26. und 32. Altersjahr oft an hysteriformen Wein- und Lachkrämpfen. Um die Mitte ihrer 30er Jahre wichen diese auffälligen Erscheinungen immer mehr einer neurotischen Depression. 38jährig wurde die Kranke wegen hysteriformer Klagen und eines Anfalls mit Streckkrämpfen während 3 Wochen auf einer neurochirurgischen Klinik untersucht, wobei das Luftencephalogramm als suspekt, der neurologische Status und das Arteriogramm als negativ beurteilt wurde. Die Vermutungsdiagnose lautete bei der verschrobenen Persönlichkeit schließlich auf „Schizophrenie mit hysterischen Reaktionen". 3 Jahre später wurden auf der neurochirurgischen Klinik wieder die demonstrativen Anfälle mit Streckkrämpfen beobachtet, bis schließlich 2 typische epileptiforme Anfälle mit tonisch-klonischem Ablauf und Zungenbiß zur Kraniotomie führten: es wurde ein hühnereigroßes Astrocytom entfernt.

2. (Fall 24 der Übersicht.) Eine vereinsamte Schneiderin liegt 32jährig wegen ihrer Herzneurose und 36jährig wegen spastischer Obstipation auf der medizinischen Klinik. 38jährig klagt sie zunehmend über Schwäche in den Beinen und Händen bis zur zeitweisen Abasie. Der Neurologe findet leichte Atrophie der kleinen Handmuskeln und äußert den Verdacht auf eine Syringomyelie. Die Kranke hysterisiert aber bei allen Untersuchungen derart, daß der Verdacht sowohl vom Internisten wie vom Psychiater wieder fallen gelassen wird. Erst 10 Jahre später läßt sich schließlich der Anstaltspsychiater, der die Kranke jahrelang als schwere Hysterica behandelt hatte, durch die zunehmende Handmuskel- und Zungenatrophie von der Existenz einer progredienten Muskelatrophie vom Typus Aran-Duchenne überzeugen. Die Patientin liegt heute völlig gelähmt im Endstadium der Muskelatrophie.

In diesen beiden Fällen hat die massiv demonstrative Komponente der „hysterischen" Erscheinungen trotz sorgfältiger Untersuchung dem Arzt lange Zeit die zu Grunde liegende Organkrankheit verdeckt, anstatt ihn auf sie hinzuweisen. In beiden Fällen übertrieb und karikierte die Hysterie das neurologische Leiden. Die psychisch labilen, aber bereits in verhalteneren Neuroseformen erfahrenen Patientinnen wären wohl nie ins Hysterisieren geraten, wenn sie nicht durch leise „seelenferne" körperliche Mißempfindungen beunruhigt worden wären.

Diese Ausnahmen bestätigen also eher unsere Regel über die Syndromsukzession, so daß wir versucht sind zu formulieren: *Wenn massive und nachhaltige hysterische Symptome nach Phasen von ausdrucksärmeren neurotischen Erscheinungen auftreten, liegt der Verdacht auf unentdeckte körperliche Grundlagen besonders nahe.*

Daß wir so wenig echten Ausnahmen von der gefundenen Sukzessionsregel begegnet sind, beunruhigte uns beinahe, da man einer „Regel ohne Ausnahmen" in der psychiatrischen Verlaufsforschung zu mißtrauen alle Ursache hat. Es ist denn auch durchaus anzunehmen, daß Ausnahmen und Umkehrungen bei größeren Nachuntersuchungen zutage gefördert werden. Indessen glauben wir nicht, daß wir unsere Sukzessionsregel bloß ins Material hineinkonstruiert haben — weil sie nämlich gar nicht unserer Erwartung entsprach. Wir erwarteten vielmehr, hauptsächlich gleichmäßige Verläufe oder dann regellosen Syndromwechsel zu finden.

Man könnte ferner die Frage aufwerfen, ob die dargestellte Sukzessionsregel nicht einfach folgendermaßen aufzufassen sei: „Die Hysterie ist eine kurzlebige, meist in Heilung ausgehende Krankheit — was nachher kommt, ist die normale Bresthaftigkeit des Alters." Gewiß ist einzuräumen, daß viele organneurotische und neurasthenische Beschwerden, wie z. B. die häufigen Rückenschmerzen, in den kaum entwirrbaren Grenzbereich zwischen „psychogenen" und „organogenen"

Bresten gehören mögen. Aber unsere Verläufe zeigen doch, selbst ohne Berücksichtigung der charakterneurotischen Entwicklungen, so viel eindeutige neurotische Erscheinungen in ihren späteren Phasen (die oft noch in die „besten" Jahre fallen), daß von einer „normalen" Bresthaftigkeit unseres Erachtens selten gesprochen werden kann.

Versuchen wir, die *Bedeutung* der geschilderten Sukzessionsregel nochmals zusammenzufassen. Es scheint, daß der Weg in die hysterische Gebärdensprache in den späteren Stadien der neurotischen Entwicklung ungangbar wird, sei es, daß der Kranke selber dieses Weges müde geworden ist oder sei es, daß das Nachlassen der Antworten aus seiner Umgebung ihn dazu gebracht hat, seine Alarmrufe einzustellen. In der Tat bemitleidet die Welt lieber Organbeschwerden, deren eigentliches Anliegen zu verstehen sie sich nicht verpflichtet fühlt, als daß sie auf eine Gebärdensprache eingeht, aus der ihr unangenehme Ansprüche vernehmlich entgegentönen. Die Deutungsmöglichkeiten für diese Zusammenhänge sind mannigfaltig. Uns drängte sich immer wieder der Eindruck auf, daß Verläufe „von der Gebärde zur Beschwerde", vom Alarmruf zur Resignation, vom hellen Aufruhr zur verborgenen Sabotage häufige Schicksale sind.

Auch eine historische Parallele ruft sich hier in Erinnerung: Nämlich die bekannte Erfahrung der Kriegspsychiatrie über die Abnahme der Kriegshysterien („Kriegszitterer") und die relative Zunahme der Organneurosen bei den Soldaten des zweiten gegenüber denjenigen des ersten Weltkrieges. Es ist, wie wenn Einzelschicksale und Massenreaktionen in Bezug auf die Regel des Syndromwandels ähnlichen Gesetzen gehorchen würden.

## *Literatur*

CANESTRINI u. MORENO[1] fanden unter ihren 9 hysterischen Probandinnen (ihr Material enthält keine männlichen Hysteriker) im Laufe der 26—31 Jahre umfassenden Katamnesen durchwegs episodische und periodische Verläufe, wobei die Dauer der Phasen selten viele Jahre erreichte. Unter ihren 50 Neurotikern zeigten diese 9 Hysterikerinnen am Ende der Beobachtungszeit verhältnismäßig am meisten günstige Ausgänge in Bezug auf die Symptome. In 8 von 9 Fällen hatten die Symptome ausgesprochen akut begonnen. In 3 Fällen entwickelten sich später Angstsyndrome.

Andere Zusammenstellungen über ambulante Hysteriker kennen wir nicht. Bemerkenswert ist höchstens, daß WHEELER und Mitarbeiter[19] in den 20jährigen Katamnesen ihrer 171 Angstneurotiker und Neurastheniker nie hysterische Syndrome auftreten sahen. In dieser Beziehung scheinen sich auch hospitalisierte Angstkranke nicht viel anders zu verhalten: MILES und Mitarbeiter[12] sahen in den 2- bis 12jährigen Katamnesen ihrer Angstneurotiker nur 1mal hysterische Symptome auftreten. Und RENNIE[16] fand unter seinen 50 hospitalisierten Hysterikern innerhalb nahezu 20 Jahren 5mal einen Syndromwandel zur Hypochondrie und 2mal zur Angstkrankheit, aber nie eine Wandlung anderer Neurosentypen zur Hysterie. Auch dieser Autor weist auf die relativ günstige Prognose der hysterischen Symptome hin.

Weitaus die größte Zusammenstellung hysterischer Verläufe findet sich bei LJUNGBERG[10]. Von seinen 312 hospitalisierten Hysterikern, die er nach durchschnittlich über 10 Jahren auf das Gründlichste nachuntersuchte, waren 35%

Männer und 65% Frauen. Nach 1, 5, 10 und 15 Jahren zeigten noch 38, 23, 21 und 20% der Probanden hysterische Symptome; innerhalb der ersten 5 Jahre war die Heilungstendenz demnach am größten, nachher erfolgten nicht mehr viele entscheidende Änderungen. Von den Frauen, die innerhalb des 1. Jahres heilten, erlitten nur 8% bzw. 3% in den nächsten 4 Jahren Rückfälle mit den gleichen bzw. anderen Symptomen, von den Männern nur 7% bzw. 0%. Die Prognose hing nicht vom Alter der Ersterkrankung ab, hingegen hatten die relativ gesunden Persönlichkeiten eine signifikant bessere Prognose als die abnormen Persönlichkeiten. Von den Probanden, die nach 1 Jahr noch Symptome hatten, waren 56% der Männer und 72% der Frauen im Zeitpunkt der Nachuntersuchung noch voll arbeitsfähig und nur wenige waren voll arbeitsunfähig. Die Erkrankungswahrscheinlichkeit für endogene Psychosen war gegenüber der Gesamtbevölkerung nicht erhöht. Dieses Resultat steht im Gegensatz zu den Erhebungen von ZIEGLER u. PAUL[21], deren Krankengut aber ganz anders ausgelesen ist. (Wir haben auf diese Besonderheit schon im Kapitel V hingewiesen.)

Es zeigt sich also, daß die Prognose der hospitalisierten Hysteriker, wenn man die Diagnose nach dem klassischen Krankheitsbild definiert, sich wahrscheinlich nicht faßbar von der Prognose unserer ambulanten Hysteriker unterscheidet. Nicht bestätigt fanden wir bisher bei anderen Autoren die Häufigkeit des späteren Syndromwandels. Bei LJUNGBERG liegt dies jedenfalls nicht an der geringeren Intensität der Untersuchung. Hingegen hat dieser Autor sein Augenmerk ausdrücklich der Hysterie und ihrer Genetik zugewendet und hat deshalb vielleicht weniger Gewicht auf die unauffälligeren organneurotischen, neurasthenischen und depressiven Symptome gelegt. Außerdem ist zu berücksichtigen, daß die Mehrzahl der posthysterischen Neurosenphasen erst im zweiten Jahrzehnt nach der Ersterkrankung auftreten, zu einer Zeit also, die meist jenseits seiner Beobachtungszeit liegt.

### Zusammenfassung des Abschnitts

Alle 24 ehemals hysterischen Patienten (1 Mann und 23 Frauen) sind heute frei von hysterischen Symptomen. Die *Dauer* der Symptome betrug in knapp der Hälfte der Fälle zwischen 1 und 5 Jahren, in je einem ungefähren Viertel weniger bzw. mehr. In Bezug auf die Dauer der hysterischen Symptome scheint sich unser ambulantes Krankengut im ganzen nicht von den hospitalisierten Hysterikern LJUNGBERGS zu unterscheiden.

Nach Abklingen der hysterischen Erscheinungen erkrankten 18 Probanden an anderen neurotischen Syndromen und 5 weitere (sowie 7 von den genannten 18) an psychosomatischen Leiden; eine Probandin wurde chronisch schizophren und eine chronisch körperlich krank. Der *Syndromwandel* war bei etwa $^3/_4$ der Fälle phasisch bzw. intermittierend, bei $^1/_4$ kontinuierlich. *Akuter* Beginn scheint mehr mit *phasischem, allmählicher* Beginn mehr mit *kontinuierlichem* Verlauf korreliert: Es dürfte also eine Tendenz zur Beibehaltung des individuellen Stils der Wellenformen innerhalb der Neurosenkurve bestehen.

Der Syndromwandel bevorzugte mit auffallender Regelmäßigkeit die Richtung von der Hysterie zur Organneurose oder zum psychosomatischen Leiden, oft auf dem Wege über neurasthenische und depressive Zustände: *Sukzessionsregel* „von der Gebärde zur Beschwerde". Grobe Umkehr der regelhaften Sukzession (d. h. Auftreten der Hysterie *nach* mehrjährigen ausdrucksärmeren Neurosensyndromen)

kann ein Hinweis auf ein der Hysterie zu Grunde liegendes körperliches (neurologisches) Leiden sein (bei uns 2 Fälle).

*Im Überblick* läßt sich also sagen, daß die Hysterien im allgemeinen insofern eine günstige Prognose haben, als sie meist spätestens nach einigen Jahren
abklingen; daß sie aber (selbst wenn man von den oft bleibenden ungünstigen
Charakterauffälligkeiten absieht) in der Regel von anderen neurotischen Manifestationen und wahrscheinlich auch verhältnismäßig oft von „psychosomatischen"
Erscheinungen gefolgt sind.

## 3. Verläufe bei Angstsyndromen

Im Zeitpunkt der Erstuntersuchung stand das Angsterleben bei den ersten
4 Männern und den ersten 9 Frauen der folgenden Übersicht im Vordergrund der
neurotischen Symptome. Die anderen Probanden suchten uns damals wegen
anderer Hauptsymptome auf. Indessen ist die Angst bei allen 31 Patienten in
gewissen Perioden ihres Lebens Hauptsymptom gewesen.

### *Übersicht*

A. = Angst, AZ. = Angstzustände.

g = geheilt, w = wesentlich gebessert, l = leicht gebessert, u = ungebessert *in Bezug
auf Ängste* ohne Berücksichtigung anderer Symptome und der Persönlichkeitsstörungen
(neben der Zahl des heutigen Alters).

Die Patienten der Kategorien (l und u) sind heute noch durch ihre Ängste in ihren menschlichen Beziehungsmöglichkeiten oder in ihrer Bewegungsfreiheit gehindert.

Weitere Erläuterungen s. S. 43 (Hysterieübersicht).

#### Männliche Fälle:

1. (47 g)   Jugend—29: Schwere vage AZ. mit Atembeklemmung, treten zurück mit Berufs-
                wechsel (Baumaschinenführer — Gärtner)
2. (51 g)   25—36: AZ. mit Zittern, treten zurück mit Berufswechsel (Coiffeur — Magaziner)
3. (47 g)   Jugend—39: AZ. mit Atembeklemmung
           ?—heute: (Essentielle Hypertonie)
          37:        Ménière-artige Anfälle, danach intensive Psychotherapie, welche A. weit-
                    gehend aufgelöst hat
4. (45 w)   20—heute: Vielfältige Ängste und Zwänge, die
          37, 39:   schwer exacerbieren; allmähliches Überwiegen der Zwänge
5. (44 w)   17—heute: Herzdruck und Herz-A.
6. (60 l)   28—heute: Erythrophobie und Zittern mit überwertiger A. vor Chef
7. (64 w)   26—heute: AZ. mit Herzdruck und Magenbeschwerden
          42:        (Ulcus ventriculi)
8. (47 l)   20—heute: Depressionen, Ängste und Zwänge, erstere besonders bis 29
          29—heute: (Pruritus ani, der 40 exacerbiert)
9. (47 w)   22—heute: Hypochondrisch-neurasthenische Herz- und Magenbeschwerden mit AZ.
10. (57 w)   Kindheit—heute: Stottern und hypochondrische Befürchtungen und Ängste

#### Weibliche Fälle:

11. (60 l)   Jugend—heute: A. beim Alleinsein, zwangshafte Befürchtungen
          ?—heute: (Essentielle Hypertonie)
12. (63 w)   ?—heute: Phobische Gewitterangst, Herzdruck und Atembeklemmung und
                  Minderwertigkeitsgefühle
          28—29: Postpuerperale Depression
13. (55 w)   Kindheit—heute: Agoraphobie, später phobische Angst um Kinder, Carcinophobie
          55:        Chirurgische Klinik: unklare, sicher überwertete Abdominalbeschwerden

14. (56 u)  Kindheit—heute: Allgemeine A. und Herzbeschwerden
    25:  Hysterische ( ?) Aphonie (in Präeklampsie ?)
    28—32: Anfallsweises Würgen im Hals; Ménière
    35:  Mehrmonatige Depression
    42:  (Glandulär-cystische Hyperplasie des Endometriums)
    53—54: Magenbeschwerden
    seit 40er Jahren: Zunehmend Zwänge
15. (59 l) Jugend—heute: Herz-A. und A., eckige Gegenstände anzusehen. Die letztere A.
    tritt allmählich zurück
    ?—heute: (Adipositas; essentielle Hypertonie; seborrhoea capitis)
16. (52 u)  Kindheit—heute: Allgemeine AZ. und allgemeine Ängstlichkeit
    40—heute: Magen- und allgemeine Abdominalbeschwerden
    48:  (Ulcus ventriculi)
    ?—heute: (Essentielle Hypertonie)
17. (53 l) Kindheit—heute: Phobische Gewitterangst
    23—33: Neurasthenische und Magenbeschwerden, Probelaparatomie o. B.
    49—heute: Rückenschmerzen
18. (61 u)  Jugend—heute: Phobische A. vor Inkontinenz und Platzangst, Carcinophobie
    40:  Hysteriforme Weinkrämpfe, Durchfälle
    50:  Brechdurchfälle
    54, 60: Neurasthenische Depressionen
19. (50 u)  Kindheit—heute: Hysteriforme AZ., viele halbdemonstrative Suicidversuche
    40er Jahre: (Adipositas), Herzbeschwerden, Ménière, Zwänge
    50:  Suicid
20. (54 ?) 27—?: AZ. mit Herz-A., Atembeklemmung, Depressionen
    28:  Übergang in chronische Schizophrenie
21. (50 w)  Kindheit—heute: Sexualneurose mit Onanie-A., Pavor noct. und Erythrophobie,
    Minderwertigkeitsgefühle
22. (58 u)  Jugend—heute: Vaginismus und allgemeine Angstneurose, seit Klimakterium:
    Vielfältige, meist nicht objektivierbare Körperbeschwerden
23. (54 w)  Jugend—?: Pavor nocturnus
    29—heute: Agarophobie und andere Phobien
    29:  Neurasthenische Depression
    35:  Depression
    38:  Magenbeschwerden (fragliches ulcus ventriculi)
    seit einigen Jahren: Vielfältige Körperbeschwerden (dazu fragliche Migräne)
24. (49 l) ?—heute: Allgemeine A.-neurose mit neurasthenischen Beschwerden
    45:  Endogene oder reaktive Depression
25. (68 l) Jugend—heute: Phobische A. vor Verstorbenen und Schlafenden
    15:  (Juckender Gesichtsausschlag)
    40:  (Pruritus ani, der
    45—48: in generalisiertes Ekzem übergeht)
    ?—heute: Schlafmittelgewöhnung
26. (52 l) = Nr. 19 der Hysterieübersicht
27. (67 l) = Nr.  4 der Hysterieübersicht
28. (61 w)  = Nr. 17 der Hysterieübersicht
29. (50 g) = Nr.  7 der Hysterieübersicht
30. (51 l) = Nr. 20 der Hysterieübersicht
31. (53 l) = Nr. 22 der Hysterieübersicht

Der *Geschlechtsunterschied* in Bezug auf die Häufigkeit und die Besserungs-
neigung der Angst ist wohl nicht ganz zufällig. Manifeste Angst scheint bei den
Männern seltener in den Vordergrund der Symptomatologie zu rücken und eher
wieder zurückzutreten. Wenn man die Gesamtheit der neurotischen Störungen
berücksichtigt, sind die Verläufe bei den männlichen Angstkranken allerdings
nicht günstiger.

4*

Im ganzen zeigt die Angstbereitschaft keine sehr starke Neigung zum *Syndromwandel*, sondern eine recht große *Beharrungstendenz*. Die Angst wird durch neurotische Phasen anderer Syndrome oft weniger abgelöst, als daß sie sie begleitet. In 2 Fällen hat die Angstkrankheit immerhin kontinuierlich in eine Zwangskrankheit geführt (Nr. 4 und 14), wobei diese allmähliche Wandlung aber weder von den Kranken noch von ihrer Umgebung als ein Übergang zu etwas Neuem empfunden wurde.

Beim Studium des Syndromwandels der übrigen neurotischen Manifestationen finden wir wieder zahlreiche Beispiele zu der im Hysteriekapitel ausgeführten Sukzessionsregel, und zwar außer den Hysteriefällen Nr. 26—31 auch bei den Fällen Nr. 13, 14, 15, 16, 19, 22 und 23 — also durchwegs bei weiblichen Probanden. Die Verläufe bei den Männern sind im allgemeinen weniger bunt und die erwähnte Sukzessionsregel tritt bei ihnen im Rahmen unserer groben Darstellungsweise viel weniger deutlich in Erscheinung.

Die *Verlaufsformen* der Angstsyndrome selber sind, im Gegensatz zur phasischen Form der meisten Hysterien, am häufigsten *gleichförmig* mit einer Tendenz zur Milderung in der zweiten Lebenshälfte. Während von den ehemaligen Hysterikern heute keiner mehr hysterische Symptome zeigt, leiden noch alle ehemals angstkranken Patienten außer 3 Männern (Nr. 1—3) und 1 Frau (Nr. 29) an ihren Ängsten. Etwa die Hälfte der Kranken sind heute noch durch ihre Angst im menschlichen Kontakt oder in ihrer Bewegungsfreiheit gehemmt. Freilich hat sich Inhalt und Tönung der Angst oft gewandelt.

Auch *wellenförmige* Verläufe kommen vor, in geringem Grade sogar häufig. Ausgeprägte wellenförmige Verläufe mit angstbedingten Schwankungen im Befinden und Verhalten, die auch für die Umgebung massiv deutlich waren, fanden wir 5mal, nämlich bei den Fällen Nr. 3, 4, 13, 14 und 24. Während die Wellengipfel hier sogar vereinzelt (Nr. 13, 14) fast psychotische Höhen erreichten, sanken die Wellentäler kaum je bis zur völligen monate- oder jahrelangen Angstfreiheit herunter. Klare Intermissionen sind in unserem Material ausgesprochene Seltenheiten und wurden von unseren Kranken nur in Einzelfällen aus Lebensperioden angegeben, über die wir keine objektiven Auskünfte einholen konnten. — Die Verläufe der Angstsyndrome passen also fast immer auf unsere Schemen des gleichförmigen und des wellenförmigen, fast nie auf das Schema des phasischen Verlaufs. Und zwar erscheinen die Verlaufskurven meist dort am geradlinigsten und gleichförmigsten, wo die Kranken sich am wenigsten von den eigenen Ängsten beeindrucken ließen, ja wo sie es erreicht zu haben schienen, an ihren Angsterscheinungen vorbeizuleben.

Der *Beginn* der Angstkrankheit wird bedeutend weniger regelmäßig als der Ausbruch einer Hysterie durch einen akuten aktuellen Lebenskonflikt ausgelöst. Die Verlaufsuntersuchung läßt gerade das Angstsyndrom viel weniger als „Aktualneurose" erscheinen wie etwa die hysterischen Konversionssymptome. Viel mehr als das gebärdenreiche, oft strohfeuerartige hysterische Symptom erscheint die Angst als etwas Elementares, im Gegensatz zur hysterischen Ausdruckssprache schwer Reduzierbares und schwer „Verständliches". Nicht selten bezeichnen zwar die Kranken ein Aufwallen ihrer Angst anläßlich irgend eines Ereignisses als den Ausbruch der Krankheit und erwecken dadurch den Anschein des akuten Beginns. Fragt man aber etwas genauer, so bekommt man doch meist von sehr erheblichen früheren Ängsten zu hören, die den Patienten seit längerer, meist schwer bestimmbarer Zeit plagten. Es ist oft, wie wenn der Kranke die prognostisch ungünstige Bedeutung des schleichenden Beginns ahnen würde und versuchte, sich und anderen durch die Darstellung eines akuten Phasenausbruchs Hoffnung auf das Phasenende einzuflößen.

Obwohl also auch hier wie bei den Hysterien viele Vorbehalte hinsichtlich der Richtigkeit unserer Kenntnisse über die Krankheitsanfänge anzubringen sind, scheint es uns bei der Durchsicht unserer Aufzeichnungen doch, daß die Angstkurve später umso gleichförmig-geradliniger verlaufen ist, je flacher und schleichender sie ursprünglich anhob (vgl. dazu Kapitel IX).

1. (Fall 1 der Übersicht.) Entscheidende Milderung durch Berufswechsel.

Ein gelernter Maurer wurde auf dem Bauplatz wegen seiner Gewissenhaftigkeit zur Bedienung des schweren Dampfhammers ausgebildet. Der Mann litt jedoch unter der hohen Verantwortung, die er dabei für Menschen und Material zu tragen hatte und entwickelte „deshalb" anfangs seiner 20er Jahre schwere vage Angstzustände mit Atembeklemmung. 28jährig versäumte er wegen seiner Ängste das Einrücken in den Militärdienst. Er erschien bei uns, um sich durch ein ärztliches Zeugnis vor Strafe zu bewahren, wurde aber doch bestraft und anschließend sanitarisch ausgemustert. Auf unseren Rat wechselte er den Beruf und wurde Gärtner. Bei dieser Tätigkeit, die freilich eine Einbuße an Verantwortung und Einkommen mit sich brachte, fühlte er sich wohl, heiratete später und ist seither ein ordentlicher Familienvater geworden. Er hat uns für unseren Rat bis heute seine Dankbarkeit bewahrt. — Immer noch ist er ein ängstlicher, weicher Charakter, dem es aber gelungen ist, seine Zartheit, Häuslichkeit und ·Behutsamkeit in seiner Lebensführung nicht nur zu berücksichtigen, sondern in Beruf und Familie auch zu leben. Das Gefühl elementarer Bedrohtheit begleitet ihn immer noch vernehmbar. Es überschwemmt ihn aber nicht mehr, weswegen er sich geheilt fühlt.

2. (Fall 18 der Übersicht.) Gleichförmiger Verlauf in Bezug auf Angst mit hysteriformen und depressiven Phasen.

Die seit Kindheit kränkliche Tochter eines reichen ausländischen Großkaufmanns leidet seit ihrer Jugend an der Phobie, den Stuhl nicht halten zu können sowie an Platzangst und zeitweise auch an Carcinophobie. Nach der Maturität avancierte das Mädchen trotz seines chronisch unzufriedenen und empfindsamen Wesens zur höheren Gesandtschaftssekretärin. Als sie 36jährig in dieser Stellung in die Schweiz kam, verschlimmerte sich ihr Zustand: sie bekam nun wirkliche Durchfälle, verlor rapid an Gewicht, gewöhnte sich an Abusus von tinctura opii und litt an hysteriformen Weinkrämpfen. Nachdem sich ihr Zustand anfangs der 40er Jahre etwas beruhigt hatte, wurde sie noch kontaktärmer und vermochte sich in ihrer zunehmenden Beeinträchtigungseinstellung schlecht an die hiesigen Verhältnisse anzupassen. Infolge der Kriegsereignisse verlor sie ihre Stelle und reagierte darauf nochmals mit schweren Brechdurchfällen und mit Exacerbation ihrer Phobien. Sie versieht heute widerwillig eine untergeordnete Sekretärinnenstelle, vermag günstige Gelegenheiten zur Verbesserung ihrer Lage nicht zu ergreifen, leidet zeitweise an neurasthenischen Depressionen und dauernd an ihren Phobien, in deren Krankhaftigkeit sie volle Einsicht hat.

3. (Fall 14 der Übersicht.) Wellenförmiger, kontinuierlich in Zwangsneurose übergehender Verlauf.

Eine scheue Halbwaise, die an pavor nocturnus leidet, entwickelt sich in ihrer späteren Jugend zum gemütvollen und äußerlich lebensfrohen Mädchen, das seine Herzangst zu verheimlichen versteht. 25jährig wird sie schwanger und muß einen rechtschaffenen, aber weichlichen Maschinenzeichner heiraten. In einem fraglichen präklamptischen Zustand verliert sie vorübergehend die Sprache, angeblich ohne Bewußtseinstrübung. Während der folgenden Jahre leidet sie oft an Würgen im Hals, später an Drehschwindelanfällen und Kopfweh. Diese Symptome können in ihrem 32. Altersjahr durch 30 Hypnosesitzungen bei uns beseitigt werden, während die phobische Angst vor Herzkrankheit dadurch nicht beeinflußt wird. Nach einigen ruhigen Jahren erkrankt sie 35jährig an einer schweren Depression, welche die Behandlung in einem Heim notwendig macht. Die leitende Pflegerin nimmt sich der Patientin mit Geschick und Hingebung an und erreicht eine wesentliche Milderung der bereits mit

Reinlichkeitszwängen durchsetzten Angst. 42jährig führen Blutungen zur histologisch gesicherten Diagnose einer glandulär-cystischen Hyperplasie des Endometriums. Allmählich nehmen die Zwänge immer mehr überhand, während die bald phobischen, bald körperlich empfundenen Herzängste leicht wellenförmig verlaufen. 53—54jährig leidet die Kranke oft an Magenschmerzen bei hyperacidem Magensaft. Sie ist glücklich, wenn sie körperliche Schmerzen irgendwelcher Art hat, da sie dann von ihren Wasch- und Vergewisserungszwängen weniger gequält wird. Sie vermag zeitweise die Angst durch willentliches Zuwiderhandeln gegen die Zwänge zu überwinden, zeitweise unterliegt sie in diesem Kampf. Ihr Leiden, an dessen Unheilbarkeit sie mit der Zeit zu glauben begonnen hat, trägt sie mit großer Tapferkeit.

### Anhang: Dem Angstsyndrom nahestehende Störungen

**a) Herzneurosen** traten im Laufe des Lebens bei etwa 11 Männern und 7—8 unserer Frauen auf, selten als Haupt-, meist als Nebensymptom. Es handelte sich dabei meist um organneurotisch betonte Wellen innerhalb angstneurotischer Verläufe. Die Angst konzentrierte sich für kürzere oder längere Zeit aufs Herz, blieb aber bewußtseinsnahe. Die nahen Beziehungen zum Angstsyndrom springen besonders in die Augen, wenn wir die Herzneurotiker mit den Magenleidenden vergleichen, bei denen die Angst ausgesprochen selten manifest wird. Die starken Verschiedenheiten der beiden Neurosentypen, wie sie auch BAUMEYER[131] herausgearbeitet hat, lassen ihre Zusammenfassung unter dem Begriff der „Organneurose" als wenig glücklich erscheinen. Eine vermehrte Anfälligkeit der Herzneurotiker für spätere organische Herzkrankheiten oder Hypertonie konnten wir nicht finden.

**b) Die Stotterer** können nach unserer Definition eigentlich nicht zu den Angstneurosen gehören, weil die manifest empfundene Angst gegenüber dem lästigen Sprachkrampf meist im Bewußtsein der Kranken zurücktritt. Hingegen mag es sein, daß trotzdem einiges in ihrer Psychologie und in ihrer Verlaufstendenz sie in die Nähe der Angstkranken rückt.

Stottern verschiedenen Grades kam in unserem Krankengut bei 5 Männern und bei 1 Frau vor. Bei allen außer bei 1 Mann, dessen Stottern nur ein leichtes Nebensymptom seiner neurasthenischen Entwicklung war, bedeutete das Stottern eine schwere Beeinträchtigung der Kontaktfähigkeit und des Lebensglückes. 2 Männer — und zwar eindeutig die beiden tüchtigsten Persönlichkeiten — haben ihr Stottern in ihren 30er Jahren allmählich bis zur praktischen Heilung überwunden. Freilich verrät die etwas häsitierende Sprache der beiden sowie ihre beim Sprechen oft verkrampfte Mimik noch den früheren Stotterer, und in der Aufregung kommt es auch heute noch vor, daß sie hängen bleiben. Aber weder in ihrem eigenen Empfinden noch in den Augen ihrer Umgebung sind diese Männer heute noch Stotterer. Im Grunde handelt es sich in beiden Fällen um eine Angstüberwindung, durch die die Kranken den circulus vitiosus zwischen Kontaktscheu und Sprachkrampf zu durchbrechen oder zu überwachsen vermochten.

Die beiden anderen schwer sprachgestörten Patienten stottern heute noch wie früher. Die verschiedensten Sprechkurse und Psychotherapien, denen sie sich, oft mit ungenügender Energie und Ausdauer, unterzogen, halfen ihnen höchstens vorübergehend. Bemerkenswert ist der Fall eines schizoiden Schlossers, der bei uns in der Hypnose vollkommen fließend sprechen konnte, so daß man hoffte, er sei der Heilung seines schweren Stotterns nahe. Der Mann, der trotz der Bewegtheit seines äußeren Lebens auch in der Folge ein kontaktarmer Mensch mit wenig Initiative geblieben ist, stottert heute mit unverminderter Heftigkeit.

*Literatur*

CANESTRINI u. MORENO finden bei den langen Verläufen ihrer 8 männlichen und 8 weiblichen Angstkranken oft akuten Beginn und später sowohl gleichförmige bis wellenförmige wie periodische Verläufe. Auf Grund ihrer kasuistischen Beschreibungen erhielten wir freilich den Eindruck, daß die periodisch Angstkranken in ihren Remissionen nicht im selben Maße angstfrei waren wie die Hysteriker in ihren Intermissionen frei waren von hysterischen Symptomen, und daß wir diese Verläufe deshalb meist als wellenförmig und nicht als phasisch auffassen müßten. Dies würde auch mit den Resultaten von WHEELER und Mitarbeitern übereinstimmen, die freilich angstneurotische und neurasthenische Verläufe zusammenfassen. Von ihren 60 persönlich nachuntersuchten Kranken zeigten nur 12% innerhalb der 22jährigen Beobachtungszeit Intermissionen von mehr als einjähriger Dauer. Auch mit hospitalisierten Angstkranken, auf die wir indessen nicht näher eingehen wollen, scheint es sich in dieser Hinsicht nicht viel anders zu verhalten (HARRIS; MILES).

Der Unterschied zur Hysterieprognose geht aus den Befunden dieser Autoren deutlich hervor. Hingegen scheint uns doch die von uns (wider Erwarten) gefundene verhältnismäßige Seltenheit von angstfreien Intermissionen und Dauerheilungen von anderen Untersuchern eher weniger betont zu werden. Möglicherweise geht dieser Unterschied auf die verschieden starke Berücksichtigung objektiver Auskünfte zurück. Bei unseren Untersuchungen passierte es uns mehr wie einmal, daß der Patient sich schlechtweg als geheilt bezeichnete, während den Angehörigen oder dem Hausarzt die Agoraphobie oder die überwertige Angst um das Leben der Angehörigen heute ebenso augenfällig war wie seit je. Dabei brauchte der Patient keineswegs bewußt zu dissimulieren. Angstkranke können sich, ähnlich gewissen Zwangskranken, derart an ihre Angst gewöhnen, daß sie sie gar nicht mehr „merken". (Vgl. das Beispiel S. 86.)

*Zusammenfassung des Abschnitts*

Von 31 Angstkranken (10 Männern und 21 Frauen) sind heute nur 3 Männer und 1 Frau angstfrei. Etwa die Hälfte der Kranken ist heute noch durch ihre Ängste im menschlichen Kontakt oder in ihrer Bewegungsfreiheit gehemmt. Die Verlaufsformen der Angstsyndrome sind (im Gegensatz zur phasischen Kurve der meisten Hysterien) meist gleichförmig bis flach wellenförmig, seltener ausgeprägt wellenförmig. Unsere Angstkrankheiten zeigen also in Übereinstimmung mit anderen Autoren eine bedeutend größere Beharrungstendenz als die Hysterien mit ihrem oft kurzatmigen Ausdrucks- und Gebärdencharakter.

Der Beginn der Angstneurose scheint seltener als derjenige der Hysterie akut zu sein, was zum langgezogeneren Verlauf der Angstkrankheit paßt. Die schleichendsten Anfänge haben anscheinend in die geradlinigsten Verläufe ausgemündet. Außerdem scheint die Chronizität und Gleichförmigkeit der Krankheitskurve umso deutlicher zu sein, je besonnener und gewöhnter die Patienten ihren eigenen Angstmanifestationen gegenüberstanden. Andererseits zeigt sich eine merkliche Tendenz zur Milderung (aber auch oft zur gleichzeitigen Chronifizierung und gewohnheitsmäßigen Verankerung) der Angst in der zweiten Lebenshälfte. Die Angstkrankheit begleitet und überdauert meist Phasen anderer neurotischer Syndrome (die ihrerseits der im Hysterieabschnitt erwähnten Sukzessionsregel folgen).

In 2 Fällen entwickelte sich allmählich eine Zwangskrankheit. Bei den etwa 18—19 herzneurotischen Perioden unseres Materials handelte es sich meist um organneurotisch betonte Wellen innerhalb angstneurotischer Verläufe. — Von 4 schweren Stotterern sind heute 2 gebessert bis praktisch geheilt.

## 4. Verläufe bei Zwangskranken

Unser Ausgangsmaterial enthält keine Zwangskranken, weil diese Gruppe bereits durch MÜLLER[13-15] am Krankengut unserer Poliklinik bearbeitet worden ist. Es haben sich lediglich bei 2 unserer Angstkranken in der Beobachtungszeit wellenförmig verlaufende Zwangserscheinungen ausgebildet. Eine solche Entwicklung dürfte auch nach den Befunden von WHEELER und Mitarbeitern[19] nicht sehr häufig sein: Die Autoren haben unter ihren 171 Angst- und Neurastheniekranken in der 20jährigen Beobachtungszeit nie Zwangssymptome gefunden.

### Literatur

Von den 57 Probanden MÜLLERS seien hier nur diejenigen ca. 47 betrachtet, die nicht innerhalb der durchschnittlich 20- bis 30jährigen Beobachtungszeit psychotisch geworden sind. (Über die Gefährdung mit endogenen Psychosen siehe Kapitel V, Abschnitt 2 (Literatur.) MÜLLER fand in 11 Fällen einen episodischen Verlauf mit meist spätem Auftauchen der Symptome in einer offensichtlichen Lebenskrise und mit spontanem Abklingen. Die anderen 36 Verläufe waren zum größeren Teil schleichend und gleichförmig, zum kleineren Teil wellenförmig. Es scheint also hier — eher häufiger als bei unseren Angstkranken, wenn auch unvergleichlich viel seltener als bei den Hysterikern — einmalige „Phasen" der psychischen Störungen zu geben, die sich später nicht wiederholen.

Bei den 130 Fällen von EDITH RÜDIN[18] handelt es sich in der Mehrzahl um ursprünglich stationär behandelte Fälle. Die Verlaufstendenzen scheinen aber innerhalb der 2- bis ca. 20jährigen Beobachtungszeit zur Hauptsache dieselben zu sein: 95 Fälle nahmen einen gleichförmigen, gelegentlich leicht wellenförmigen Verlauf, 8 verliefen schubweise und 11 periodisch, vielleicht sogar phasisch in unserem Sinne (16 Verläufe wurden als zu kurz oder als unbekannt nicht beurteilt). 34mal kam es insgesamt zu deutlichen Besserungen, 16mal zu Heilungen.

Von den 50 hospitalisierten Zwangskranken von RENNIE[16] waren nach 20 Jahren nur 3 symptomfrei (5 hatten schizophrene, 17 depressive Symptome entwickelt). Auch EITINGER[5] bezeichnet die Zwangskranken als die am meisten chronischen unter seinen stationär behandelten Neurotikern.

### Zusammenfassung des Abschnitts

Wir haben selber keine Zwangskranken untersucht, da diese im Krankengut unserer Poliklinik bereits durch MÜLLER[13-15] bearbeitet worden sind. Nach diesem und anderen Autoren ist der Verlauf der Zwangskrankheit meist gleichförmig bis wellenförmig, seltener episodisch. Die Gefährdung mit endogenen Psychosen scheint für die Zwangskranken und wahrscheinlich auch für ihre Verwandten größer zu sein als für das Gros der anderen Neurotiker (vgl. Kapitel V).

## 5. Verläufe bei hypochondrischen Befürchtungen

Die Hypochondrie bildete nur bei den Fällen 1.—3. der folgenden Übersicht bei der Erstuntersuchung das Hauptsymptom. Bei den anderen Kranken liefen die hypochondrischen Befürchtungen neben anderen neurotischen Symptomen her.

In sozialer Beziehung läßt sich die Bedeutung der hypochondrischen Befürchtungen schwerer einschätzen als diejenige der Ängste. Die Hypochondrie zeigt in unserem Krankengut seltener so schwere subjektive und soziale Folgen wie die Angst. Wir haben deshalb auch auf die Beurteilung des heutigen Zustandes nach den Kategorien „ungebessert" bis „geheilt" verzichtet.

### *Übersicht*

Hc bzw. hc = Hypochondrie bzw. hypochondrisch.
Weitere Erläuterungen s. S. **43** (Hysterieübersicht).

### Männlich:

1. (55) Kindheit—heute: Erythrophobie
    26—heute: Im Anschluß an klinisch geheilte GO Prostata-Hc, die allmählich immer abstruser wird und sich mit verschrobenem (nicht-schizophrenem) Verfolgungswahn kompliziert
2. (65) 24—?: Venerisch gerichtete Hc, die sich
    29—heute: nach Entdeckung einer fraglichen Epididymitis tbc auf zahlreiche andere, z. T. absurde Krankheitsbefürchtungen bezieht und heute hauptsächlich die Stuhlentleerung betrifft
3. (57) Kindheit—heute: Scheuer Stotterer, später ängstlich-hypochondrischer Diätfanatiker
4. (65) 17—heute: Herzschmerzen als „Sportfolge", die hc fixiert werden. Zwangshafte Charakterentwicklung
    37: Venerophobie und multiple hc Befürchtungen
    39—?: Herzschmerzen „strahlen in linke Schulter aus"
    45—heute: Keine Herzschmerzen mehr, nur noch die hc gehegten Schulterschmerzen links, die vielfach operativ angegangen werden. Kein bewußtes Angstgefühl mehr
5. (60) Jugend—heute: Chronische Beeinträchtigungseinstellung
    30: Magenneurose, Herzdruck
    30—heute: hc Selbstbeobachtung und Befürchtungen besonders betr. Herz, seit
    45—heute: auch betr. Rücken und eiaculatio praecox.
6. (51) 27—heute: Vielfältige hypochondrische Befürchtungen
    27—34: hc überlagerte Rückenschmerzen
    37: (Seborrhoisches Ekzem)
    40—heute: Impotenz
7. (59) 30—heute: hc fixierte Rückenbeschwerden und allgemein hc Lebensführung bei schwernehmerischem, übergewissenhaftem Charakter
8. (52) Jugend—heute: Übertriebenes Interesse an eigener Gesundheit
    20—23: (Adipositas — durch hc bedingte Eßgewohnheiten?)
    25—31: Neurasthenische Reaktionen
9. (52) = Nr. 1 der Hysterieübersicht
10. (47) = Nr. 9 der Angstneurosenübersicht
11. (50) 22—28: Reaktive und neurotische Depression mit hc Befürchtungen betreff Magen
    43: Magenbeschwerden: hyperplastische Gastritis

### Weiblich:

12. (60) ?—heute: Neigung zu hypochondrischen Befürchtungen
    34—heute: hc Rückenbeschwerden
    56: hc überwerteter Fluor albus

Auffallend ist das *Vorwiegen der männlichen* Hypochonder, das im Gegensatz steht zum Geschlechtsverhältnis bei den Angstkranken.

Bei allen Probanden außer einem ist die Neigung zu hypochondrischen Befürchtungen *heute noch* deutlich. Der einzige Patient (Fall 11), dessen Hypochondrie praktisch völlig ausheilte, hatte seine hypochondrischen Befürchtungen in Bezug auf seinen Magen nur während einer depressiven Phase geäußert. Mit der Überwindung der Depression verlor der lebenstüchtige und vitale Mann auch seine Hypochondrie, obwohl er nach wie vor einen schwernehmerischen Charakterzug bewahrte. Im übrigen sind die Verläufe bei den besonnenen, nicht verstimmten Patienten ausschließlich *gleichförmig.* Phasen und Intervalle konnten wir nicht finden, ja nicht einmal ausgesprochene Wellen.

Die hypochondrischen Überzeugungen nehmen oft bei voller Besonnenheit absurde wahnhafte Formen an, die an schizophrene Körperhalluzinationen erinnern, ohne daß aber eigentliche schizophrene Symptome dazutreten. Dafür 2 Beispiele:

1. (Fall 1 der Übersicht.) Gleichförmiger Verlauf, auch in Bezug auf Inhalt der Hypochondrie.

Ein gehemmter, häufig errötender Elektriker erzählte uns bei der Erstuntersuchung, daß er an den Folgen seiner Jugendsünden leide: Infolge „innerer Verletzung" durch falsche Behandlung habe sich sein Tripper in der Prostata festgesetzt. Dies habe unter anderem dazu geführt, daß seine roten und weißen Blutkörperchen nicht mehr richtig zusammengesetzt seien — wobei er mit bedenklicher Miene auf einige Venektasien am Knie zeigte — und daß seine Halsdrüsen anschwellen, wenn er nicht täglich Harnröhrenspülungen vornehme. — In der Folge hatte der Mann trotz seines beruflichen Könnens wegen seiner Minderwertigkeitsgefühle und seiner chronischen Beeinträchtigungseinstellung häufigen Stellenwechsel. Eine Ehe scheiterte an seinem egozentrischen Wesen. Seit Jahren besucht der Geplagte nun fleißig die dermatologische Poliklinik, wo man es sich nicht verdrießen läßt, den schwierigen Patienten psychagogisch zu behandeln und über Wasser zu halten. — Heute hat er seine sexuelle Beziehung zu einer armen Zeitungsverträgerin ganz in den Dienst seiner Hypochondrie gestellt: Er verkehrt mit ihr „bloß, damit ihn das Lustwässerlein, das sonst am Morgen aus seiner Harnröhre abgeht, nicht zu sehr schwächt". Freilich sehe man ihm dies „jeweils" an, so meint er errötend und erbost, und im ganzen Quartier werde er bereits verlästert. — Trotz seiner Abstrusität betrachten wir diesen Verfolgungswahn nicht als schizophren, da sich beim Kranken weder schizophrene Gedanken- und Gefühlsstörungen noch „gemachte" Erlebnisse finden lassen.

2. (Fall 2 der Übersicht.) Gleichförmiger Verlauf in Bezug auf Vorhandensein der hypochondrischen Befürchtungen bei wechselndem Inhalt.

Ein beflissener und unterordnungsfreudiger, seit jeher an seiner Gesundheit herumlaborierender Grenzwächter glaubt mit 23 Jahren eine Gonorrhoe durchzumachen und bringt seither immer wieder entsprechende hypochondrische Selbstbeobachtungen vor. Seine Befürchtungen verstärken sich nach einer leichten Hodenquetschung mit 30 Jahren. Vielfältige urologische Untersuchungen ergeben schließlich einen positiven Tierversuch, so daß eine tuberkulöse Epididymitis angenommen wird. Die histologische Untersuchung des exstirpierten Nebenhodens zeigt jedoch eine unspezifische chronische Epididymitis. Die hypochondrischen Neigungen des inzwischen verheirateten Patienten verlegen sich nun auf andere Gebiete. Eine Zahnextraktion wird zum medizinischen Kuriosum aufgebauscht. „Mehrere Professoren schrieben Abhandlungen über mich." Mit 45 Jahren wird uns der unablässig um seine Gesundheit besorgte Mann von der medizinischen Klinik überwiesen. Er klagt über Sensationen, wie wenn Würmer in den Ohren, platzende Seifenblasen in der Nase und Löcher im Kehlkopf wären. Außerdem glaubt er, seine Frau venerisch angesteckt zu haben. In Anbetracht seiner „prekären Gesundheit" wurde ihm daraufhin eine Stelle im Innendienst zugebilligt, worauf er sich etwas „erholte", ohne indessen an seine Gesundheit zu glauben. Eher günstig wirkte sich auf seine Hypochondrie im 53. Altersjahr die cystoskopische Feststellung eines Uretersteins aus, der zuerst durch Appendektomie behandelt worden war: der Kranke sah sich endlich „gerechtfertigt". 3 Jahre später wurde zudem als Ursache seiner seit 15 Jahren immer wieder untersuchten, vom Hausarzt als Magenneurose aufgefaßten Magenbeschwerden erstmals ein ulcus ventriculi röntgenologisch nachgewiesen. Die Ulcuskur brachte dem Patienten volle Beschwerdefreiheit, aber keine Ruhe vor den unablässigen Sorgen um seine Gesundheit. Er hält heute ein sorgfältiges Laxantien-Zeremoniell ein, um seinen Stuhlgang den Anforderungen seines Kopfwehs entsprechend regeln zu können. — Wie ein monotoner Baß hat die hypochondrische Einstellung bis heute alle die wechselnden körperlichen und seelischen Beschwerden dieses Mannes begleitet.

Die hypochondrische Ideenwelt ist in diesem Falle lange nicht so verschroben wie beim vorangehenden Fall. Etwas Wahnähnliches könnte man allenfalls darin sehen, daß der Kranke — wie praktisch alle Hypochonder — *mit* seinen Befürchtungen kämpft, im Gegensatz zum Angstkranken, der in der Regel *gegen* seine Ängste ankämpft.

### Literatur

Über ambulante Hypochonder äußern sich nur ZIEGLER u. HEERSHEMA im Rahmen ihrer Nachuntersuchung von 84 depressiven Patienten nach 14 Jahren. Von 9 hypochondrischen Patienten waren am Schluß der Beobachtungszeit 6 unverändert und 3 gebessert. Eine genaue Schilderung dieser Verläufe wird nicht gegeben. Die Autoren betonen aber die Chronizität und die ungünstige prognostische Bedeutung der hypochondrischen Symptome. Dasselbe findet HAMILTON bei seinen 100 hospitalisierten männlichen Neurotikern. Auch im Material von RENNIE wird die Ungünstigkeit der Spätresultate bei den Hypochondern nur noch durch die Zwangskranken übertroffen. Phasischer Verlauf wird nirgends erwähnt.

KATZENELLBOGEN[156], der der Hypochondrie an Hand eines eigenen Materials von 51 Fällen eine (nicht katamnestische) Studie gewidmet hat, betont den besonders engen Zusammenhang von Symptom und Persönlichkeit bei dieser Neurosenform, das Hervorgehen der einzelnen hypochondrischen Befürchtung aus der dauerhaften hypochondrischen Grundeinstellung: „Die Hartnäckigkeit einer solchen mehr oder weniger offenkundigen Einstellung und ihre lebenslange Dauer führt einem dazu, von ‚konstitutioneller Hypochondrie' zu sprechen." Zu ähnlichen Schlüssen war schon GILLESPIE gelangt[151]. Es ist dies wohl dieselbe Hartnäckigkeit, welche sowohl EUGEN BLEULER (Lehrbuch 2. Auflage S. 333) wie ERNST KRETSCHMER[159] (zit. nach JAHRREISS) bewogen haben mag, die „unheilbaren Hypochondrien" bzw. „gewisse Arten genuiner Hypochondrie" zur Schizophrenie zu zählen. Auch von psychotherapeutischer Seite (NEUSTATTER[116]) werden hypochondrische Züge zusammen mit den zwanghaften und autistischen Merkmalen als prognostisch besonders ungünstig beurteilt.

### Zusammenfassung des Abschnitts

Unter 12 Hypochondrien (11 Männer und 1 Frau) finden wir nur eine Heilung von den hypochondrischen Befürchtungen und Interessen, und zwar bei einem Patienten, der nur während einer depressiven Phase hypochondrisch gewesen war. Die 11 andern Patienten, deren Gemütsverfassung meist völlig besonnen und nicht verstimmt war, zeigten gleichförmige Verläufe ohne markante Wellen und ohne wesentliche Besserungen. Auch die einschlägige Literatur betont im allgemeinen die Chronizität der Hypochondrie.

## 6. Verläufe bei neurotischen Depressionen

Etwa die ersten 6 männlichen und die ersten 3 weiblichen Probanden der folgenden Übersicht litten bei der Erstuntersuchung hauptsächlich an Depressionen. Bei den anderen Patienten traten die Depressionen vorher oder nachher auf.

### Übersicht

D. = Depression, d. = depressiv.
Weitere Erläuterungen s. S. 43 (Hysterieübersicht).

#### Männer:

1. (36) 15—17: Magenbeschwerden
     18—20: Neurotische D.
     33:      Magenbeschwerden
     35—heute: Herzneurose, vegetative Dystonie
2. (45) 21—25: Neurotische D. mit vegetativer Neurose; psychiatrische Hospitalisation
     30:      Reaktive Depression mit hysteriformen Zügen
     39:      (Nephrolithiasis)
3. (48) 19—22: Neurotische D. mit Zwangsgedanken und hysteriformen Halluzinationen
     48—heute: Reaktive D.
4. (50) 23—29: Neurotische D. mit Minderwertigkeits- und Schuldgefühlen
     43:      Magenbeschwerden bei hyperplastischer Gastritis
5. (48) 18—30er Jahre: Langgezogene d. Charakterentwicklung
6. (62) Jugend—heute: d.-verschlossener Charakter mit d. Exacerbationen
7. (48) 20—32: Magenbeschwerden, Eiaculatio praecox, Kopfweh
     28:      Ulcus duodeni
     32:      Magenresektion
     36—?: D. mit
     36—heute: neurasthenischen Beschwerden, Kopfweh, Phenacetinsucht
8. (52) Kindheit: Pavor nocturnus
     18—heute: Stottern
     47, 48:  2 mehrmonatige reaktive D. von endogenem Gepräge

#### Frauen:

9. (54) Jugend—?: Pavor nocturnus
     29—heute: Platzangst und andere Phobien
     29:      Neurasthenische D.
     35:      D.
     38:      Magenbeschwerden (fragliches ulcus)
     seit einigen Jahren: Vielfältige fragliche Körperbeschwerden
10. (63) Jugend—heute: Phobische Gewitterangst, Herzdruck und Atembeklemmung, Minderwertigkeitsgefühle
     28—29: Postpuerperale D.
11. (67) Kindheit—heute: Leichte Pferdephobie
     28—35: Hysterische Anfälle mit Zittern und Steifwerden
     40—43: Neurotisch verstärkte reaktive D.
     65—66: Magenbeschwerden
12. (49) 28—29: Hysterische Anfälle von Schwindel und Zittern
     43—heute: (Klassische Migräne, seit 45 gebessert)
     45—46: Neurotische D. mit Anorexie
13. (61) Jugend—heute: Phobische Angst vor Inkontinenz, Platzangst, Ca-phobie
     40:      Hysterische Weinkrämpfe, Durchfälle
     50:      Brechdurchfälle
     54, 60:  Neurasthenische D.
14. (49) Jugend—heute: Multiple neurasthenische Beschwerden und Ängstlichkeit
     46:      Mehrmonatige reaktive D. von endogenem Gepräge

15. (56) Kindheit—heute: Allgemeine Angstneurose und nervöse Herzbeschwerden
       28—32: Anfallsweises Würgen im Hals; Ménière
       35:      Mehrmonatige D. mit Heimbehandlung
       53—54: Magenbeschwerden
       seit 40er Jahren: Zunehmende Zwänge
16. (64) 38—42: D. mit Suicidgedanken
17. (50) 26—32: Hysterische Lach- und Weinanfälle
       33—36: D.
       38—41: „Hysterische" Streckkrämpfe
       41:      Exstirpation eines Astrocytoms, seither hirnlokales Psychosyndrom
18. (45) 11—heute: (Seborrhoisches Ekzem)
       22:      Schwere mehrwöchige D.
19. (44) 18—heute: Wellenförmig zunehmendes Asthma bronchiale
       34:      D. von fraglicher Dauer ohne asthmatischen Befund
20. (50) Jugend—Suicid: Wechselnde hysteriforme, neurasthenische, psychosomatische Beschwerden mit zeitweisen d. Exacerbationen

Im Gegensatz zur einseitigen Geschlechtsverteilung bei den Hysterien, Angstneurosen und Hypochondrien ergeben sich bei den Depressionen in dieser Beziehung keine Auffälligkeiten.

Deutliche cyclische (ausgeprägt wellenförmige oder phasische) Verläufe haben wir nicht gefunden. Eventuell könnte man die wenigen stark wellenförmig verlaufenden Angstneurosen (s. dort) hierher rechnen, da bei ihnen mit der Angst natürlich auch die Depression jeweils stark exacerbierte. Wir ziehen es aber vor, uns hier auf möglichst reine Depressionen zu beschränken.

Bei den weitaus meisten Probanden dieser Übersicht handelte es sich um *einmalige Phasen* von einigen Wochen bis zu einigen Jahren Dauer, meist im Zusammenhang mit einer deutlichen Krise der sozialen oder erotischen Lebensentwicklung. Beginn und Ende der Depressionen sind also im allgemeinen zeitlich einigermaßen umschrieben. Ausnahmen bilden nur die Fälle 5, 6 und 20, deren Depressionen als Übergänge zu depressiven Charakterentwicklungen aufgefaßt werden können. Eine Ähnlichkeit der Verläufe unserer neurotischen Depressionen mit den Verläufen des manisch-depressiven Krankseins liegt also höchstens in dieser häufigen zeitlichen Umschreibbarkeit, wogegen die Neigung zu Recidiven bei unseren neurotischen Depressionen geringer erscheint. Es würde uns nicht wundern, wenn cyclische Verläufe bei Neurotikern in Gegenden mit größerer Häufigkeit des typischen manisch-depressiven Kranksein sich ebenfalls häufiger finden würden.

Über das relative zeitliche Auftreten der depressiven Phasen im Laufe der neurotischen Entwicklungen läßt sich bei weitem nichts ebenso Regelhaftes aussagen wie über die (initiale) Stellung der hysterischen Phasen. Immerhin ergibt die Durchsicht unserer Verläufe, daß die Depressionen bei den Frauen eher selten zu Beginn der massiveren neurotischen Manifestationen auftreten (Nr. 16, evtl. 18, 19), während eine initiale Stellung bei den Männern etwas häufiger ist (Nr. 2—5, evtl. auch 6) — wenigstens bei unserer groben Darstellungsweise. Dieser Geschlechtsunterschied ist natürlich zur Hauptsache die Folge der initialen Stellung der bei den Frauen häufigeren Hysterien und Angstneurosen. Anderseits ist auch eine ausgesprochene Spätstellung der Depressionen nicht häufig.

Es ergibt sich der Eindruck, daß die neurotischen Depressionen oft eine gewisse *Mittelstellung* bevorzugen: *Nach* dem Ende der Hysterie, *nach* dem Beginn der Angst, oft alternierend mit Organneurosen oder psychosomatischen Leiden, aber *vor* dem Erreichen der Ausgangszustände. Deutliche Beispiele dafür sind die Fälle Nr. 1, 7, 9, 11, 15, 17, etwas weniger deutliche auch die Fälle Nr. 8, 10, 12, 13, 14, 18, 19. Es ist ja auch einleuchtend, daß die Depression sich wenig zum Endzustand „eignet", daß sich in den meisten Menschen alles gegen das Verharren in ihr sträubt und daß sie eher Ausdruck eines kritischen Entwicklungszustandes sein wird. (Das Letztere wird man freilich von echt cyclisch verlaufenden Depressionen nicht zu sagen wagen, und auch auf die langgezogenen Involutionsdepressionen passen unsere Ausführungen nicht.)

In unserem Krankengut würde die Tendenz der Depressionen zur Mittelstellung wohl noch deutlicher, wenn wir nicht nur die grobe Syndromentwicklung, sondern auch die feinere Symptomatologie in unserer tabellarischen Übersicht darstellen könnten. Wir würden dann die Depression häufig in ähnlicher kritischer Mittel- oder Präterminalstellung antreffen, wie der Psychotherapeut sie manchmal im Laufe langdauernder und intensiver Analysen auftreten sieht. — Hierfür ein Beispiel:

(Fall 1 der Übersicht.) Ein schüchterner, zarter, zu Erkältungskrankheiten neigender Bursche plagt sich mit Skrupeln wegen seiner Onanie und trennt sich deswegen tieftraurig von seiner Freundin. An seiner Bauzeichnerlehre findet er keinerlei Geschmack, weil er voller schwärmerischer charitativer Ideale steckt. Schon seit seinem 16. Altersjahr leidet er an hartnäckigen Magenbeschwerden und wird schließlich erfolglos appendektomiert. Mit 18 Jahren schickte ihn der Hausarzt zu uns, weil die Verzweiflung über seine verfehlte Laufbahn ihn bis zu suicidalen Äußerungen getrieben hat. Der Junge suchte aber bereits nicht mehr ärztliche Hilfe, wie er es noch in der Periode seiner Magenbeschwerden getan hatte, und lehnte wohl auch unseren Arzt, der ihm seine überspannten Pläne auszureden suchte, von Herzen ab. Mühsam und oft verzweifelnd rang er sich unter seinem verhaßten Meister durch die restlichen 2 Lehrjahre hindurch und häufte in sich einen Hort an verhaltenem Widerstand und verbissenem Ressentiment auf. Als er aus der Rekrutenschule heimkam, war er ein harter Mann geworden, der sowohl auf die Zähne beißen wie durchgreifen konnte. Er arbeitete sich zum Architekt empor, nahm 10 kg an Körpergewicht zu, mußte heiraten, wurde erfolgreich, leitet heute ein eigenes Architekturbüro mit mehreren Angestellten und berichtet mit überzeugter Ruhe, daß es sexuelle Probleme in seinem Leben nicht gegeben habe. Seinen Beruf betreibt er heute mit beinahe religiöser Glut, er nimmt die Wohnungsprobleme seiner Klienten so ernst wie ein Beichtvater die Sünden seiner Beichtkinder und entwirft darüber hinaus in seinem Innern umwälzende Pläne für den sozialen Wohnungsbau der Zukunft. Freilich meldet sich heute, in seinem 37. Altersjahr, die weiche und schwache Innerlichkeit des Tüchtigen in oft recht unangenehmer Weise: Es wird ihm übel, wenn auf dem Bau etwas nicht klappt, bei jeder Begrüßung ist sein ausbrechender Handschweiß ihm ein peinliches Ärgernis, und in stilleren Stunden ängstigen ihn beengende Empfindungen seines Herzens.

### Zur Suicidalität

Von allen 126 Probanden haben in der Beobachtungszeit 4 Patientinnen Suicid begangen. Unter den männlichen Patienten ist Suicid nicht vorgekommen. Von den 20 Patienten mit einigermaßen typischen Depressionen war die einzige Patientin, die Suicid beging (Nr. 20), eine Charakterhysterica mit wechselnden hysteriformen, neurasthenischen und psychosomatischen Beschwerden und zeitweisen depressiven Exacerbationen. Die anderen 3 Probandinnen, die sich später das Leben nahmen, litten bei der Erstuntersuchung an hysterischen Symptomen. Allen 4 gemeinsam war das Vorherrschen eines hysterischen Charakters. Alle diese Patientinnen lebten vor ihrem Suicid langzeit in schwer zerrütteten familiären Verhältnissen. Alle hatten mehrfach mit Suicid gedroht und Suicidversuche ausgeführt. Bei 3 von ihnen trug die Suicidalität deutlich und in auffallender

Übereinstimmung den Stempel einer Einschüchterungswaffe gegen den die Scheidung erstrebenden Ehemann. Die Motive der vierten Patientin, einer hysterisch Krankheitssüchtigen, hingen wahrscheinlich mit ihrem Protest gegen eine Heimversorgung zusammen.

Einigermaßen ernste Suicidversuche sind außerdem unseres Wissens nur noch bei 2 Probanden vorgekommen, nämlich bei Fall 8 unserer Depressionen- und bei Fall 9 unserer Hysterieübersicht.

Die Suicidalität unserer typischen neurotisch Depressiven scheint also eher kleiner, auf keinen Fall größer als die Suicidalität der Hysterikerinnen. Der hysterische Charakter erscheint in unserem Krankengut als besonders gefährdet.

Über die Suicidgefährdung des Gesamtkrankengutes kann infolge der kleinen Zahlen nichts Signifikantes ausgesagt werden.

*Literatur*

Die 84 depressiven Patienten von ZIEGLER u. HEERSHEMA zeigen eine wesentlich ungünstigere Prognose als die Depressionen unseres Krankengutes. Die Depressionen recidivieren bei diesen Autoren viel häufiger und lassen damit häufiger eine cycloide Grundlage erkennen, während bei uns die Depressionen oft episodisch bleiben und im deutlichen Zusammenhang mit einer Lebenskrise stehen. Suicid kam bei diesen Autoren 7mal vor, während die Suicidgefährdung der ambulanten Neurotiker im gesamten gegenüber der Durchschnittsbevölkerung als nicht oder kaum erhöht angegeben wird (DENKER, WHEELER und Mitarbeiter). Bei seinen hospitalisierten Hysterikern hat LJUNGBERG nur für die Frauen, aber nicht für die Männer eine erhöhte Suicidgefährdung festgestellt, was mit unseren Verhältnissen (die an und für sich wegen ihrer kleinen Zahlen wenig besagen) übereinstimmt.

*Zusammenfassung des Abschnitts*

Bei 20 Patienten (8 Männern und 12 Frauen) sind im Laufe ihres Lebens neurotische Depressionen aufgetreten. Alle außer 3 depressiven Charakterentwicklungen sind heute von der Depression geheilt. Bei den meisten Patienten handelte es sich um einmalige depressive Phasen von einigen Wochen bis zu einigen Jahren Dauer. Diese Episoden standen oft im Zusammenhang mit einer Lebenskrise. Innerhalb der gesamten Symptomentwicklung scheinen die neurotischen Depressionen eine Mittelstellung zu bevorzugen: sie stellen sich oft nach den farbigeren Initialsyndromen und vor den Ausgangszuständen ein. — Typisch cyclische Verläufe und Depressionen vom Gepräge des manisch-depressiven Krankseins finden sich in unserem Material, im Gegensatz zu anderen Autoren, nicht.

Nur eine von den 4 Frauen, die sich suicidierten, gehörte zu den erwähnten Depressiven, aber alle 4 waren hysterische Charaktere.

## 7. Verläufe bei neurasthenischen Beschwerden

Bei der Erstuntersuchung standen ungefähr bei 19 Männern und 10 Frauen neurasthenische Beschwerden im Vordergrund der Klagen. Die Aufstellung einer einigermaßen zuverlässigen tabellarischen Übersicht über die Verläufe der neurasthenischen Syndrome will uns im Gegensatz zu den anderen Syndromen nicht recht gelingen. Die Beschwerden sind in ihrer zeitlichen Ausdehnung zu unbestimmt. Sie sind ihrer Natur nach für den Kranken wie für seine Umgebung oft nicht aufdringlich und eindrücklich genug, als daß sie sich dem Gedächtnis über lange Zeit deutlich eingeprägt hätten. Immerhin kommen wir bei der Durchsicht unserer Verlaufsblätter doch zu den folgenden, hinreichend deutlichen Ergebnissen:

## Übersicht

Mehr oder weniger klar abgesetzte Phasen traten nur bei 2 Probandinnen auf. Bei der einen zeigt die offensichtlich demonstrative Komponente der Symptome, die deutlich an die Adresse des habsüchtigen Ehemanns und auf Entlastung von sinnlosem Doppelerwerb gerichtet sind, daß die Krankheitserscheinungen auch als „Hysterie mit neurasthenischer Symptomatologie" aufgefaßt werden können. Bei der anderen Patientin beginnt und endet die neurasthenische Phase mit einer Alkoholikerehe, so daß man versucht ist, von einer neurasthenischen Reaktion zu sprechen. Im übrigen finden wir unter den männlichen Probanden noch 3 Heilungen, wovon eine im Anschluß an die erfolgreiche Magenresektion bei einem ulcus callosum eintrat und die beiden andern nach unbestimmter Zeit und wohl allmählich erfolgt sind. Die übrigen 16 Männer und 8 Frauen leiden heute noch an den verschiedensten neurasthenischen Beschwerden. In der Mehrzahl sind die Verlaufsformen ziemlich *gleichförmig*, bei einigen Kranken müssen sie als *wellenförmig* bezeichnet werden, wobei sich die einzelnen Symptome zwar wandelten, nicht aber den Rahmen des neurasthenischen Syndroms verließen. — Daß sich dieser neurasthenischen Grundlage oft organneurotische und psychosomatische, zu Beginn der Erkrankung auch gelegentlich hysterische Phasen superponieren, ist nicht weiter erstaunlich.

Die Prognose der Neurasthenie ist in unserem Material also nicht besonders günstig, auch wenn die meisten Kranken sich sozial schlecht und recht durchs Leben schlagen. Das Leben ist für diese Menschen oft recht mühselig geblieben. Stärker als bei anderen Syndromen könnte sich hier manchmal der Eindruck einer „konstitutionellen" Schwäche aufdrängen. Die Zustandsbilder sind oft mehr lästig als alarmierend, und jeder einzelne Arzt, der diese Kranken im Laufe ihres Lebens untersucht, findet jeweils „nichts Beunruhigendes" und hofft, mit und ohne roborierende Behandlungen und Erholungsaufenthalte (die kurzfristig oft ausgezeichnet wirken), auf eine baldige und nachhaltige Besserung. Überblickt man aber die Jahrzehnte, so ist man doch beeindruckt von der Langwierigkeit der Beschwerden, die lästig bleiben, auch wenn sie sich lange Zeit in erträglichen Grenzen halten. Es ist, wie wenn das allgemeine Übelbefinden gerade infolge seines diffusen, vagen und oscillierenden Charakters sich nicht zu einer depressiven Krise verdichten könnte, aus der der Kranke durch eine Wandlung seiner Persönlichkeit neu gestärkt hervorgehen könnte. Dies bedeutet nicht, daß einzelne besonders quälende neurasthenische Symptome, wie z. B. die Schlaflosigkeit, nicht ausgezeichnet auf kurze Psychotherapie ansprechen können.

Beispiel eines gleichförmigen bis leicht wellenförmigen neurasthenischen Verlaufes: Die Patientin war schon als Kind eine „schwächliche Natur" und litt an Ohnmachten und Kopfweh. Später wurde sie Einlegerin in einer Kartonnagefabrik, wobei sie dauernd an ihren Schwächeerscheinungen herumzulaborieren hatte. Nach ihrer Scheidung von einem arbeitsscheuen Mann mit 26 Jahren brachte sie ihre 2 Kinder mit untergeordneter Hilfsarbeit durch.

Die Armenpflege ermöglichte der chronisch erschöpften Frau immer wieder Erholungsaufenthalte, die aber nur ganz kurzfristig halfen. Dauernd litt die asthenische Frau an allgemeiner Müdigkeit mit Schlafstörungen, an Kopf- und Rückenschmerzen und an Zittrigkeit. Zwischen ihrem 31. und ihrem 57. Altersjahr hat sie unsere Poliklinik etwa 50mal aufgesucht. Sie schwört heute nicht höher als auf das „Tonicum", ein Ärztemuster, das ihr einer unserer Assistenten einmal gegeben hat — trotzdem von einer nachhaltigen Wirkung auch hier nie die Rede war. Bei unseren Untersuchungen wurde klar, daß die hartnäckigen Erschöpfungsgefühle nicht durch die mäßige Arbeitslast der Buchbindergehilfin verursacht sein konnten. Ebenso klar war aber auch, daß die Frau keine Begehrungsneurotikerin war. Sie erschien unseren Ärzten immer als ein armes Fraueli, das sich tapfer und unentwegt mit ihren Beschwerden durchs Leben schlug und das die Unterstützungsbedürftigkeit noch mehr scheute als alle Mühsalen. Heute lassen sich die neurasthenischen Beschwerden der 63jährigen nicht mehr von den Symptomen ihrer ausgeprägten Arteriosklerose unterscheiden.

### Zur Impotenz

In das eher chronische Verlaufsbild der Neurasthenie paßt die Langwierigkeit der *Impotenz*, soweit uns darüber berichtet worden ist. Falls wir auch Eiaculatio praecox und Spermatorrhoe dazu rechnen, begegnete uns das Symptom bei 18 Patienten in ausgeprägtem Maße. Der Beginn der Impotenz lag zwischen 20 und 48 Jahren, wovon 9mal zwischen 20 und 29 und 6mal zwischen 30 und 39 Jahren. Heilung wurde uns nur 3mal angegeben, wobei wir in 2 Fällen Zweifel an der Richtigkeit der Angaben hegen. Die anderen Patienten berichteten höchstens über zeitweise mäßige Besserungen. — Bei allen Vorbehalten, die den Angaben der Patienten über dieses heikle Gebiet gegenüber angebracht sind, glauben wir doch auf die schlechte Heilungstendenz der Potenzstörungen in unserem Material hinweisen zu müssen. Ob der Grund hierfür in einer mehr „konstitutionellen" Bereitschaft oder in der Liebesarmut der meisten Neurastheniker-Ehen zu suchen ist, und wieweit diese Alternativfrage überhaupt sinnvoll ist, bleibt fraglich.

Da wir von den weiblichen Probandinnen nur in den seltensten Fällen halbwegs zuverlässige Sexualanamnesen erheben konnten, vermögen wir über Frigidität und Vaginismus nichts auszusagen.

Die gesonderte Betrachtung anderer neurasthenischer Einzelsymptome wie Kopfweh oder Schlaflosigkeit ist wegen der mangelhaften Abgrenzbarkeit und der oft geringen Einprägsamkeit solcher Erscheinungen kaum möglich.

### Literatur

Daß WHEELER und Mitarbeiter keinen Anlaß gefunden haben, in ihrem Material von 171 Probanden die Neurastheniker von den Angstneurotikern zu trennen. spricht für die Ähnlichkeit der Verlaufstendenzen bei den beiden Gruppen. Auch CANESTRINI u. MORENO schildern Verläufe, die größtenteils nicht faßbar vom Gros der Angstneurosen abweichen. Wenn auch überall der Verlauf der Neurasthenien eher schwerer zu fassen scheint als der Verlauf anderer Syndrome, so wird doch mindestens soviel klar, daß sie sich durch ihre viel höhere Chronizität deutlich von den hysterischen Syndromen absetzen.

Katamnestische Zusammenstellungen über die *Impotenz* sind uns nicht bekannt. Die Störung scheint im allgemeinen eher im Rufe guter Beeinflußbarkeit zu stehen (DÜHRSSEN[57], GUTHELL[64], KRONFELD[73]). Natürlich ist hier wie bei jedem derartigen Vergleich der Erfahrungen verschiedener Autoren der Unterschied des Krankenguts einer öffentlichen Poliklinik und derjenigen einer privaten Praxis zu berücksichtigen.

*Zusammenfassung des Abschnitts*

Die Neurasthenien der 19 männlichen und 10 weiblichen Probanden scheinen zu ähnlichen Verlaufsformen zu tendieren wie die Angstneurosen, d. h. zu gleichförmigen und flach wellenförmigen Verläufen. Ausgeprägte Intermissionen und Dauerheilungen scheinen auch hier eher selten zu sein.

Von 18 Fällen von Impotenz sind heute wahrscheinlich höchstens 3 geheilt.

## 8. Verläufe bei Magenneurosen

### *Übersicht*

M. = Magenbeschwerden (oft unregelmäßig an- und abschwellend), die vom Internisten und vom Psychiater, meist nach eingehender klinischer, chemischer und röntgenologischer Abklärung als neurotisch aufgefaßt wurden.

u. v., u. d. = ulcus ventriculi bzw. duodeni, in allen Fällen röntgenologisch oder operativ gesichert.

Res.+, Res.— = Magenresektion nach Billroth II mit gutem Dauerresultat bzw. ohne Erfolg in Bezug auf Magenbeschwerden.

Weitere Erläuterungen s. S. 43 (Hysterieübersicht).

#### Männer:

1. (59) 31—heute: Hypochondrisch überwertete Rückenbeschwerden
    30er Jahre—40: M.
    40:   *u. d.; Res.+*
2. (48) 20—32: M., Kopfweh, Eiaculatio praecox
    28:   *u. d.*
    32:   *Res.+*
    36—heute: Depression, nach Jahren zunehmend Kopfweh, Phenacetinsucht
3. (56) 24—39: M.
    39:   *u. v. callosum; Res.+*
    40—heute: Schlaflosigkeit
    47—heute: (Genitalekzem)
    ?—heute: (Hypertonie)
4. (50) Kindheit—18: Pavor nocturnus, Bettnässen
    25—30: Impotenz, Schuldgefühle
    32—47: M.
    35—45: Ménière
    44:   *Chronisches u. d.*
    47:   *Res.+*
5. (59) 26—47: M.
    43:   (Nephrolithiasis)
    47:   *u. v. Res.+*, „seither" Impotenz
6. (54) 31—Mitte 40er Jahre: M.
    41:   *u. v.*, (gleichzeitg Nephrolithiasis)
7. (65) 20er Jahre—heute: Hypochondrische Befürchtungen
    Anfang 40er Jahre: M.
    53:   (Ureterstein)
    56:   *u. v.*
8. (67) Kindheit—15: Pavor nocturnus
    11, 29: (Gesichtsausschlag)
    31—33: M.
    33:   *u. d.*
    56:   M.
    66:   *Altes u. d.*
9. (64) 26—Mitte 40er Jahre: M., Herzneurose, Eiaculatio praecox
    42, 43: *u. d.*
    ?—heute: Mittelschwerer Alkoholismus

10. (62) Beginn 20er Jahre: Obstipatio spastica, Impotenz
        30—32: M., *Magenblutungen*
        52—heute: Schwindelanfälle, senium praecox
11. (57) Beginn 20er Jahre—heute: Herzneurose, Impotenz
        30—33: M.
        53:     *Kleine Hiatushernie*, Duodenitis
12. (50) 22—28: Reaktive und neurotische Depression mit hypochondrischen Befürchtun-
        gen
        43:     M., hyperplastische Gastritis
13. (36) 15—17: M.
        18—21: Neurotische Depression
        33:     M.
        35—heute: Herzneurose, vegetative Dystonie
14. (37) 17—Mitte 20er Jahre: M., vegetative Dystonie
15. (50) Jugend—heute: Neurasthenie mit zeitweisen M.
        ?—heute: Hypertonie
16. (66) 33—heute: Eiaculatio praecox, Impotenz
        59—63: Magenbeschwerden
17. (62) 20er Jahre heute: Impotenz
        57:     Geringe M.
18. (73) Kindheit—Pubertät: Pavor nocturnus
        Kindheit—heute: Leichtes Stottern
        52—heute: Schlafstörungen
        57—59: M.
19. (50) 29—31: Neurasthenische Schwächezustände
        32—Mitte 40er Jahre: M.
20. (60) 30:     M., Herzdruck
        30—heute: Hypochondrische Selbstbeobachtung

Frauen:

21. (63) 35—42: Neurasthenische Beschwerden und M.
        42:     *u. d.; Res.*+
        43—45: Neurastheniforme Abdominalbeschwerden
        62—heute: Cholelithiasis
22. (52) Kindheit—heute: Angstzustände und allgemeine Ängstlichkeit
        40-heute: M.
        48:     *u. v.*
        ?—heute: Hypertonie
23. (56) 18—heute: M.
        30:     Röntgenologisch spastische pars pylorica
        44:     *Massive Pylorushypertrophie; Res.*—
24. (49) 24—26 ( ?): Vaginismus
        39—heute: Neurasthenische Beschwerden
        48—heute: Magenbeschwerden
25. (49) Kindheit: Pavor nocturnus und Nachtwandeln
        Jugend—heute: **Neurasthenie**, Kopfweh
        39:     M.
        40—heute: Migraine
26. (53) Kindheit—heute: Gewitterangst
        23—33: Neurasthenische Beschwerden, M., Probelaparatomie o. B.
        49—heute: Rückenschmerzen
27. (34) Kindheit—28: Pavor nocturnus
        13—28: Jeweils M. nach Pavor nocturnus
28. (57) Jugend—heute: Hysterische Krankheitssucht
        55:     M.
        ?—heute: (Hypertonie)
29. = Nr. 4 der Hysterieübersicht (S. **43**)
30. = Nr. 5 der Hysterieübersicht (S. **43**)

31. = Nr.  8 der Hysterieübersicht (S. 43)
32. = Nr. 22 der Hysterieübersicht (S. 44)
33. = Nr. 14 der Angstneurosenübersicht (S. 51)
34. = Nr. 23 der Angstneurosenübersicht (S. 51)

Bei der Hälfte der 20 männlichen Kranken, deren Beschwerden ursprünglich — meist nach gründlicher internistischer Abklärung — als neurotisch oder funktionell aufgefaßt worden waren, ließ sich 1—26 Jahre (in 7 Fällen zwischen 5 und 16 Jahre) nach dem ersten Auftreten der Magenbeschwerden röntgenologisch ein *Ulcus* nachweisen. In der Hälfte dieser Fälle wurde schließlich eine Magenresektion ausgeführt. Der Erfolg der Operation in Bezug auf die Magenbeschwerden war in allen Fällen befriedigend bis gut, besonders gut in den Fällen Nr. 1 und 4. In den anderen Fällen litten die Patienten weiterhin an anderen, z. T. neu hinzutretenden neurasthenischen und organneurotischen Beschwerden (abgesehen von gewissen Magenstumpfbeschwerden).

Bei den 14 Frauen unserer Übersicht wurde nur in 2 Fällen 7 bzw. 8 Jahre nach den ersten Magenbeschwerden ein Ulcus festgestellt. Ob der massiven Pylorushypertrophie im 3. Fall ebenfalls ein Ulcus zugrunde gelegen hatte, vermochte weder der Röntgenologe noch der Chirurg sicher zu entscheiden. Die beiden Magenresektionen bei den Frauen waren bedeutend weniger erfolgreich als bei den 5 Männern.

Der *Geschlechtsunterschied* in der Ulcushäufigkeit ist gleichsinnig mit der allgemein bekannten höheren Morbidität des männlichen Geschlechts. In unserem weiblichen Krankengut stehen die Magenbeschwerden auch seltener im Vordergrund der Beschwerden; sie nehmen meist nur den Rang von Nebensymptomen ein.

Außer der Ulcuskrankheit kommen in unserem Material kaum faßbare Magenkrankheiten vor. Ob die Hiatushernie von Fall 11 mit seinen früheren Magenbeschwerden im Zusammenhang gestanden hat oder nicht, wissen wir nicht.

Im allgemeinen ist der *Verlauf* des Leidens, mit und ohne nachgewiesenem Ulcus, phasisch entsprechend der bekannten „großen Periodizität" der Ulcuskrankheit. Innerhalb der Phasen verlaufen die Beschwerden meist wellenförmig, gelegentlich auch gleichförmig. Tageszeitliche Rhythmen aller Art finden sich meistens. — Von der Form der Verlaufskurve her gesehen, läßt sich also die Trennung der Begriffe „Ulcuskrankheit" und „Magenneurose" ebensowenig aufrechterhalten wie von der Ulcuskatamnese her.

Versuchen wir, die *Rangordnung der Symptome* mit zu berücksichtigen, so scheinen die Probanden mit Magenbeschwerden als *Hauptsymptom* stärker ulcusgefährdet zu sein als diejenigen, die bei der Erstuntersuchung nur in zweiter Linie über Magenbeschwerden klagten. Indessen sind unsere Rekonstruktionen der früheren Beschwerden in Bezug auf diese Feinheiten zu wenig zuverlässig, als daß wir unseren Eindruck zahlenmäßig unterbauen möchten.

Dasselbe gilt auch für die genauere *Art der Beschwerden*. Wir vermuten, daß das Auftreten der ulcera häufiger nach Magenschmerzen vom Ulcustyp als nach uncharakteristischen Beschwerden zu beobachten ist. Indessen erwiesen sich die früheren Krankengeschichten in dieser Beziehung oft als zu summarisch. Und wer versucht, weit zurückliegende Beschwerden eingehend nachzuexplorieren, wird sich bald von der geringen Präzision seiner Erhebungen überzeugen müssen. Wir haben deshalb keine Unterteilung des Materials nach der Art der Beschwerden vorgenommen und uns in der Übersicht auf die primitive und internistisch unzureichende Bezeichnung „Magenbeschwerden" beschränkt.

Etwas deutlicher scheint die Ulcusgefährdung mit dem *Ersterkrankungsalter* der Magenleidenden gekoppelt: Bei den 13 späteren Ulcuskranken (10 Männern und 2—3 Frauen) stellten sich die ersten Magenbeschwerden nur 2mal nach dem 40. und nie nach dem 50. Altersjahr ein, während die Beschwerden bei den 21 Probanden ohne nachgewiesenes Ulcus (also bei 10 Männern und 11 Frauen) 10mal nach dem 40. und 8mal nach dem 50. Lebensjahr begannen. Anders gezählt: Von 15 vor dem 40. Altersjahr an „Magenneurosen" erkrankenden Männern zeigten 9 nach Jahr und Tag ein ulcus, von 5 nach diesem Alter erkrankenden Männern nur einer — und auch dieser eine war nur wenig über 40 Jahre alt, als seine Magenbeschwerden einsetzten. — Ob dies alles lediglich bedeutet, daß die Beschwerden der älteren Magenleidenden etwas weniger gewichtig sind und seltener gründlich untersucht werden, ist nicht ganz sicher zu entscheiden.

Eine ähnliche Korrelation, deren Deutung ebenfalls etwas fraglich bleibt, betrifft die größere Häufigkeit der ulcus-Diagnose bei zunehmender *Dauer* der Magenbeschwerden: Während die (wellenförmigen oder intermittierenden) Magenbeschwerden bei den 13 Ulcusanwärtern nur in 3 Fällen weniger als 7 Jahre bis zur Ulcusdiagnose dauerten, betrug die totale Beschwerdedauer bei den 21 Patienten ohne Ulcusdiagnose 16mal unter 7 Jahre. (Heute sind die Magenbeschwerden bei den meisten Fällen beider Gruppen schon seit längerer Zeit abgeklungen, so daß der Beobachtungsabschluß nicht oft interferiert.)

Spät auftretende Magenbeschwerden scheinen also in Bezug auf Schwere, Dauer und Ulcusdiagnose die bessere *Prognose* zu haben als früh auftretende Magenleiden, was sich mit dem bekannten Seltenerwerden des Ulcusleidens ums 4. und 5. Lebensjahrzehnt deckt.

Bei der Diskussion der *Diagnose* darf nicht vergessen werden, daß nicht nur das Fehlen eines nachgewiesenen, sondern auch das Fehlen eines nachweisbaren Ulcus keineswegs das wirkliche Fehlen einer Ulcuskrankheit bedeutet. Bekanntlich können sich die Beschwerden der Ulcuskrankheit zeitlich weit über die Lebensdauer des röntgenologisch feststellbaren Ulcus ausdehnen, wie auch anderseits symptomarme Ulcera gefunden werden.

Auf alle Fälle ergibt unsere Übersicht, *daß männliche Kranke mit „neurotischen" Magenbeschwerden später derart häufig Magengeschwüre erkennen lassen, daß man sich fragen muß, ob sie nicht schon von Anfang an Ulcuskranke gewesen sind.* Zweifellos litten unsere Patienten ohne Ausnahme an deutlichen neurotischen Persönlichkeitsstörungen. Wenn demnach die Diagnose „Magenneurose" auch nie eine Fehldiagnose war, so war sie doch in den Fällen mit späterem Ulcusnachweis vielleicht eine unvollständige Diagnose. Natürlich kann nicht ausgeschlossen werden, daß die Ulcusbildung wirklich erst viel später im Sinne einer „Organfixierung" der Neurose erfolgte. Da diese Frage auf Grund des vorliegenden Materials unentschieden bleibt, fühlt man sich versucht, die Krankengeschichten der „Magenneurotiker" vorläufig mit der unwissenschaftlich klingenden, aber vorsichtigen Bezeichnung „Magenbeschwerden" oder „Magenleiden" zu beschriften.

Dies alles bedeutet freilich nicht, daß die psychiatrische Behandlung und Beratung dieser Kranken weniger indiziert wäre: sogar das Gegenteil ist zu betonen. (Über bessere Erfolge der Gruppenpsychotherapie im Vergleich zur rein inter-

nistischen Behandlung vgl. SELENSNICK[176].) Hingegen haben die erwähnten katamnestischen (wie auch unsere psychotherapeutischen) Erfahrungen unserer Einstellung gegenüber dem „Magenneurotiker" und seinem kranken Organ einen
etwas „organbetonteren" Akzent gegeben. Um so mehr, als bekanntlich ein psychotherapeutischer Zugang zum Patienten in der Regel nur auf dem Weg über das
Ernstnehmen des kranken Organs überhaupt möglich ist (vgl. Kapitel X., 2. Abschnitt). Neigt doch der empfindliche Magenpatient dazu, den röntgenologischen
o. B.-Befund als Vorwurf, ja als Verdächtigung der Simulation aufzufassen; während der Arzt gelegentlich übersieht, daß seine positive klingende Diagnose
„Magenneurose" sich einerseits oft lediglich auf das Fehlen eines internistischen
Befundes bei Magenbeschwerden und anderseits auf das Vorhandensein unklarer
psychischer Auffälligkeiten und Konflikte gründet — auf ein recht zwiespältiges
und heterogenes Fundament also.

Die beiden folgenden *Beispiele* betreffen ausgesprochen schwere chronische, in
ihren späteren Stadien organisch fixierte Verläufe. Eine Durchsicht der anderen
Krankengeschichten zeigt, daß die Beschwerden bei vielen Probanden, auch bei
späteren Ulcuskranken, nicht annähernd so langwierig und schwer verliefen. Beispiele dafür sind die auf den Seiten 45 f., 46 unten, 53 f., 58 f., 62, 101 f. geschilderten Fälle.

1. (Fall 5 unserer Übersicht.) Entwicklung eines ulcus callosum. Ein italienischer Maurer,
in dessen Familie sich Magenkrankheiten häufen, litt seit seiner Auswanderung in die deutschsprachige Schweiz mit 26 Jahren an unbestimmten Magenbeschwerden, „Rumoren in den
Därmen", Flimmern vor den Augen und Schlaflosigkeit. Ängstlich und schwernehmerisch,
wie er seit jeher war, ließ er sich sogleich klinisch durchuntersuchen, wobei keinerlei Grundlagen für seine psychogen anmutenden Beschwerden gefunden werden konnten und Patient
mit der Diagnose „nihil" wieder entlassen wurde. Seine wellenförmig exacerbierenden Beschwerden führten 6 und 8 Jahre später wieder zur eingehenden klinischen Durchuntersuchung mit demselben negativen Resultat. Unter anderem suchte der Patient damals auch
unsere Poliklinik einzelne Male auf. Seine unzähligen Beschwerden wurden als Neurasthenie
aufgefaßt und es wurde dem mühsamen Patienten eine ungünstige Prognose gestellt, da der
Arzt mangelnden Gesundheitswillen und Flucht vor der Arbeit in die Krankheit bei ihm vermutete. Der Kranke seinerseits schätzte unsere Sedativa, die ihm ut aliquid fieri verabreicht
worden waren, wenig. So wurde er wieder an den Internisten zurückgewiesen mit dem Bescheid,
„daß dem Patienten seine Arbeitsfähigkeit energisch klar zu machen sei". — Mit 39 Jahren
wurde erstmals bei ihm ein ulcus ventriculi röntgenologisch festgestellt und vorübergehend
erfolgreich behandelt. 43jährig machte er eine Uretersteinkrankheit durch. Nach mehreren
weiteren Klinikaufenthalten mit der Entlassungsdiagnose „Psychoneurose" fand dann der
Röntgenologe bei ihm im 46. Altersjahr wiederum eine Ulcusnische, diesmal im Bulbus
duodeni. 2 Jahre später wurde die Magenresektion durchgeführt. Das Operationspräparat
zeigte eine daumenkuppengroße Narbenplatte im Pylorus. Der Mann ist seither weitgehend
beschwerdefrei, behauptet aber, seither — und erst seither — impotent zu sein, was die Ehefrau bestätigt. Im übrigen schildert die Frau glaubhaft den Durchhaltewillen des alkoholabstinenten, meist voll arbeitenden Mannes während seiner Krankheitszeit und seine Minderwertigkeitsgefühle, wenn die Ärzte wieder einmal „nichts" bei ihm gefunden hatten. Er ist
heute immer noch ein stiller, wenig geselliger Mann. Immer noch kann er nachts oft nicht
schlafen, was ihn aber viel weniger stört als früher. Aus dem tief gefurchten Gesicht des 60jährigen blicken ruhige und freundliche Augen, während er ohne Ressentiment seine Leidensgeschichte erzählt.

2. (Fall 23 unserer Übersicht.) Entwicklung einer Pylorushypertrophie. Eine empfindsame
Asthenica hat als Kind in ihrer Geschwisterschar eine Aschenbrödelrolle gespielt und die Erbitterung darüber durch 3 geschiedene Ehen und ihr vereinsamtes Fabrikarbeiterinnendasein
hindurch ein Leben lang mit sich herumgetragen. Ebenso verschloß sie in ihrem Innern die
zwiespältigen Erinnerungen an ihren Vater, der sie einerseits grausam zu verprügeln pflegte,

anderseits aber ihre mädchenhaften Liebesgefühle geweckt hatte, als er sie das Tanzen lehrte. Angeblich seit einer Appendektomie mit 18 Jahren litt sie an vagen Magenschmerzen und zeitweiser Verstopfung. Eine Verschlimmerung erfuhren ihre Beschwerden nach der ersten Scheidung. 11 Jahre später wurde sie, nun 38jährig, erstmals in der medizinischen Poliklinik untersucht. Sie klagte über krampfartige, von der Mitte des Epigastriums bis in beide Schultern ausstrahlende Schmerzen, die meist 2 Std nach dem Essen sowie nachts auftraten. Bisweilen erbrach sie dabei ein wenig klare Flüssigkeit. Die Kranke bekundete eine auffallende Vorliebe für saure Speisen (ihr Magensaft war normacid). Etwas rechts der Mitte unter dem Rippenbogen gab sie Druckschmerz an. Die 2malige Magendurchleuchtung ergab eine spastische pars pylorica bei orthotonischem Magen ohne Entleerungsverzögerung und ohne Ulcusnische. Blutproben im Stuhl, Diastase und Cholecystogramm waren normal. Auf der Klinik benahm sich die Kranke gereizt und streitsüchtig, sah dies schließlich selber ein und wünschte nervenärztliche Beratung. Sie wurde vor ihrer Entlassung als Psychopathin mit vegetativer Neurose zu uns geschickt und von uns als schizoide, zu Beeinträchtigungsvorstellungen neigende Neurotica aufgefaßt. Trotzdem ihr eine psychotherapeutische Behandlung angeboten wurde, erschien sie nur noch 1mal bei uns. — Nach wiederholten weiteren Klinikaufenthalten glaubte man 7 Jahre später vorübergehend eine Ulcusnische am Magenwinkel mit präpylorischer Stenosierung zu sehen, was den Ausschlag für die Magenresektion gab. Chirurg und Pathologe fanden übereinstimmend eine starke Verdickung der Pylorusmuskulatur, aber weder ein Ulcus noch Ulcusnarben. Die Patientin wurde als geheilt entlassen, klagt aber in den seither verflossenen 12 Jahren weiterhin über die dauernden genau gleichen krampfartigen Beschwerden, trotzdem ein Passagehindernis (das vorher schon nicht bestanden hatte!) ausgeschlossen werden kann. — Bei meinem Besuch versteht sich die magere, verbitterte Frau gelegentlich zu einem sarkastischen Spaß und zeigt mir am Ende sogar mit rührender Liebe die Photo ihres imbezillen, heimversorgten Sohnes. Im Alltag kneift sie freilich meistens ihre dünnen Lippen zusammen und hastet ihrer Akkordarbeit als Weberin nach.

### Literatur

CANESTRINI u. MORENO begegneten in ihren 50 langen Neurosenkatamnesen bei 10 Fällen der Diagnose „ulcus ventriculi" oder „duodeni", wovon die Diagnose 7mal röntgenologisch oder operativ gesichert war. Wieweit diese Kranken vorher an Magenbeschwerden gelitten hatten, die als „nervös" bezeichnet worden waren, konnte meist nicht mehr sicher ermittelt werden. Die Hauptdiagnosen der Kranken lauteten 4mal auf Angstkrankheit, 2mal auf Neurasthenie und je 1mal auf Hysterie, Zwangsneurose, Schizophrenie und manisch-depressives Kranksein. Insgesamt ist in diesem Krankengut also prozentual eher noch häufiger als im unsrigen später eine Ulcuskrankheit gefunden worden.

Daß unter den 171 Angstkranken und Neurasthenikern von WHEELER demgegenüber nur 5mal ein röntgenologisch verifiziertes Ulcus pepticum in den 20jährigen Katamnesen gefunden werden konnte, ist leicht zu verstehen, wenn man bedenkt, daß alle diese Kranken eine kardiologische Privatpraxis aufgesucht, also sicher nicht in erster Linie an Magenbeschwerden gelitten hatten.

### Zusammenfassung des Abschnitts

Von 20 männlichen und 12 weiblichen internistisch voruntersuchten „Magenneurotikern" wurde in der Beobachtungszeit bei 10 Männern und 2 (3?) Frauen röntgenologisch oder operativ ein ulcus ventriculi oder duodeni nachgewiesen. Die Erfolge der 7 Magenresektionen waren meistens gut. Der Verlauf der Magenbeschwerden gleicht dem periodischen Verlauf der Ulcuskrankheit meist auch dort, wo nie ein ulcus nachgewiesen wurde. Nach dem 40. Altersjahr auftretende Magenbeschwerden haben in Bezug auf Schwere und Dauer die bessere Prognose als früher auftretende. *Die Katamnesen können die Vermutung entstehen, lassen, daß*

*„Magenneurotiker"* oft, vielleicht sogar meist, Ulcuskranke sind. Diese Feststellung erleichtert uns vielleicht mitunter den psychotherapeutischen Zugang zum Patienten, der sich gewöhnlich gegenüber dem Psychotherapeuten zur „Verteidigung" seiner Organbeschwerden gedrängt fühlt.

## 9. Kapitelanhang: „Äußere Einflüsse" auf den Verlauf der Neurosen

Das Auffinden verschiedenartiger Verlaufstendenzen bei verschiedenen Syndromen, ja allein schon das Sprechen von „Verlaufsformen" erweckt leicht den Eindruck des Prozeßhaften und Unabänderlichen. In unserer Darstellung sind bisher die individuellen Schicksale hinter einigen unpersönlichen Verlaufsregeln zurückgetreten, weil wir alle äußeren Wechselfälle des Lebens außer acht ließen und nur den Verlauf der neurotischen Symptome im engsten Sinne im Auge behielten.

Geht man umgekehrt vom „äußeren" Lebensschicksal aus, so ist man beeindruckt von der Häufigkeit und Nachhaltigkeit, mit der Wandlungen der Lebensverhältnisse die neurotische Symptomatologie zu beeinflussen vermögen. Solche Zusammenhänge messen und zählen zu wollen, wäre absurd, weil sich das, was ein „äußerer Einfluß" sein soll, weder definieren noch messen läßt. Man kann nur sagen, daß man beim Durchgehen der neurotischen Lebensgeschichten viele plausible zeitliche Zusammenhänge zwischen äußerer Schicksalswende und Änderung der neurotischen Symptomatologie findet. Nur lassen sich diese Zusammenhänge meist ebenso gut als Folge wie als Ursache der neurotischen Entwicklung auffassen. Dies gilt in besonders hohem Maße für die nicht-ehelichen erotischen Konfliktsituationen, meist aber auch für Eheschließungen, Scheidungen und Arbeitswechsel.

Für die neurotischen Entwicklungen gilt die bekannte Regel für die Persönlichkeitsentwicklung überhaupt: Die Persönlichkeit gestaltet die Umwelteinflüsse, durch die sie geformt wird, selber mit. Meist ist es nicht so, daß irgend ein Einfluß eine Änderung der Symptomatologie „bewirkt", sondern es sieht jeweils eher so aus, als ob sich die verschiedensten inneren und äußeren Bedingungen zu einem neuen Gleichgewicht umgruppieren würden.

So schwierig es ist, auf diesem Gebiete allgemeingültige Definitionen, Regeln und Zahlen aufzustellen, so einfach sind oft die Zusammenhänge im Einzelfall zu verstehen und zu erzählen. Hierfür ein Beispiel:

Ein 16jähriges Mädchen wurde von ihrer Mutter in die Poliklinik gebracht, weil sie seit ihrer Kindkheit an schweren nächtlichen Angstzuständen litt. Sie erwachte alle paar Nächte am stereotypen Traum von einem messerbewehrten Mann und rannte dann, zum Entsetzen von Mutter und Nachbarschaft, in somnambulem Zustand laut schreiend in der Wohnung umher. — Ihr Vater war gestorben, als sie 4jährig gewesen war. Ihr Verhältnis zur Mutter, einer wohlmeinenden, aber aufgeregten und nörgelsüchtigen Frau, war seit jeher schlecht. Dies war auch der Grund, warum das Mädchen jede Behandlung ablehnte: es fühlte sich zum Arzt „geschleppt" und empfand den Psychiater als verlängerten Arm der Mutter. Dies wurde vom damaligen Arzt um so mehr bedauert, als das Mädchen einen begabten und gemütvollen Eindruck machte. Die schweren Pavores wurden in der Folge auch durch Aufenthalte in einem Mädchenheim nicht beeinflußt. Nach der Heirat mit einem kriminellen Lump im 25. Altersjahr exacerbierten sie eher noch mehr und auch die 2 Jahre später erfolgende Scheidung brachte keine Beruhigung. 1 Jahr später kam es zur Mußheirat mit einem rechtschaffenen Techniker. Während der erste Ehemann die nächtlichen Angstanfälle seiner Frau jeweils mit Fluchen und Toben beantwortet hatte, pflegte der zweite die Hand aus seinem Bett hinüber zu strecken und auf die geängstigte Frau zu legen; worauf die Anfälle abnahmen und nach der Geburt des Kindes verschwanden. Freilich war dies nicht alles, was der Mann tat: Vielleicht war es von ebenso großer Bedeutung, daß er seine Frau mit Nachdruck und Erfolg gegen die haushälterischen und großmütterlichen Übergriffe ihrer Mutter verteidigte.

Da hier die Schicksalswende durch eine Mußheirat herbeigeführt worden war, scheint der „äußere" Anteil an den „Einflüssen" besonders hoch. Aber wir wissen nicht, ob nicht eine Persönlichkeitsreifung der Patientin überhaupt erst ermöglicht hat, diesem rechtschaffenen und erwachsenen Mann nahezukommen.

Unerwarteterweise schienen uns oft die Wendepunkte zur Besserung klarer und übersichtlicher strukturiert als die „auslösenden" und verschlimmernden Ereignisse und Verhältnisse. Dies wohl einfach deshalb, weil das Peinliche von den Patienten eher verdrängt und verklausuliert wird als das Wohltuende.

Solche günstigen Wendepunkte für Krankheit und Leben fanden wir bei den meisten unserer Probanden. Sie waren freilich nur bei etwa 20 Männern und 10 Frauen vom Einfachheitsgrad unseres Beispiels. Hierzu rechneten wir nur solche Fälle, bei denen ein zeitlich klar umschriebenes, wichtiges äußeres Ereignis in unmittelbarer zeitlicher Nähe mit der Änderung der Symptomatologie stand. Daß es sich bei den genannten Zahlen mehr um ungefähre Größenordnungen als um zählbare Werte handelt, dürfte klar sein.

Schicksalswenden zum Besseren mit Verminderung der neurotischen Symptome fanden wir am häufigsten, nämlich 13mal, im zeitlichen Zusammenhang mit einem Arbeitswechsel bei Männern. Nur 3mal folgte dabei die Besserung auf einen sozialen Aufstieg: Im 1. Fall klang eine Depression mit dem Lehrabschluß ab (unser Beispiel S. 62), im 2. besserte eine vegetative Dystonie mit Magenbeschwerden nach der Gründung einer selbständigen Existenz als Graphiker und im 3. milderte sich eine Neurasthenie beim Start eines eigenen kleinen Geschäftes. In den anderen 10 Fällen handelte es sich fast durchwegs um die Besserung neurasthenischer Beschwerden durch Übernahme einer leichteren und verantwortungsärmeren Beschäftigung. Aber auch hier kann man, wenn man will, die Kausalkette umkehren und sagen: Weil der Patient lernte, seine Schwäche zu akzeptieren, vermochte er endlich, sich eine leichtere, ihm adäquatere Arbeit zu gönnen. — Ähnliche Umkehrungen lassen sich auch auf die folgenden günstigen Faktoren anwenden: Bei 6 weiteren Männern waren 3 Eheschließungen und 3 Scheidungen zu erkennen, welche 4mal neurasthenische, 1mal depressive und 1mal angstneurotische Symptome günstig beeinflußten. Bei einem weiteren Patienten kurierte der Militärdienst die Herzneurose („weil ich mir sagte: So etwas kann man nur mit einem gesunden Herz durchstehen") — nicht aber die allgemeine Angstbereitschaft.

Bei den Frauen kamen uns die Verhältnisse im allgemeinen unübersichtlicher vor, so daß wir seltener zeitlich eng umschriebene äußere Besserungsfaktoren isolieren konnten. Arbeitswechsel spielt hier nur in 8 Fällen eine überzeugende Rolle, Heirat und Scheidung je 3mal und räumliche Trennung vom ungünstigen elterlichen Milieu 2mal. Während bei den Männern die gebesserten Symptome hauptsächlich neurasthenischer Natur waren, handelte es sich bei den Frauen meist um Verschwinden hysterischer Symptome und um Milderung von Angst.

Auf die 4 männlichen und etwa ebensovielen weiblichen Patienten, deren Symptome sich im Anschluß an eine Psychotherapie wesentlich und nachhaltig änderten, werden wir im Kapitel über die Psychotherapie (X.) zurückkommen.

Unsere Aufstellung ergibt, daß nicht selten zeitlich scharf umschriebene Zusammenhänge zwischen „äußerem" Schicksal und Neurosenverlauf bestehen. Noch häufiger treten freilich längerdauernde Lebensverhältnisse mit der neurotischen Entwicklung in mannigfachste allmählich fortschreitende Wechselwirkungen. In Wirklichkeit handelt es sich bei günstigen und ungünstigen Wendungen um höchst verschlungene Begegnungen von Persönlichkeit und Umwelt, um Beziehungen, die je einmalig sind und die sich jeder statistischen Zusammenstellung entziehen. Die in den vorangegangenen Abschnitten angeführten Fälle enthalten dafür Einzelbeispiele genug. An Hand eines letzten Falles mit zeitlich weniger eng umschriebenen Wechselbeziehungen sei das Problem noch einmal illustriert:

Ein gewissenhafter und strebsamer Feinmechanikerlehrling wurde 16jährig wegen seines schweren Stotterns an unserer Poliklinik in 26 Sitzungen hypnotisch behandelt, jedoch ohne nachhaltigen Erfolg. Der junge Mann setzte sich später beruflich gut durch, konnte aber sein Stottern trotz energischer Übungen nach Coué nicht überwinden. Erst 28jährig konnte ihm eine Sprachtherapeutin etwas helfen, indem sie ihm geduldig beibrachte, daß die Sprache nicht aus Buchstaben und Worten bestehe, sondern „ein strömender Fluß" sei. Einige Jahre später ergab sich für den zähen und tüchtigen, aber sprachgehemmten Handwerker eine Gelegenheit zur Verbesserung seiner Stellung innerhalb seiner Firma, zu einem beruflichen Aufstieg, der aber mit vermehrtem persönlichem Kundendienst verbunden war. Der strebsame Mann war mutig genug, sich über seine Schwäche hinwegzusetzen, er packte den Stier bei den Hörnern und übernahm den Posten. Es geschah ihm dann, daß er im Eifer der Gespräche seinen Sprachfehler beinahe vergaß, und wenn er hängen blieb, ließ er sich's nicht anfechten. Die bessere Stellung und sein gestärktes Selbstvertrauen erlaubten ihm die Heirat mit einer rechtschaffenen Frau, die ihm in der Folge 2 Kinder gebar. Inzwischen hatte sich sein Stottern fast völlig verloren. — Man sieht dem untersetzten, ruhig-energischen 53jährigen Chefmechaniker heute noch eine gewisse allgemeine Gespanntheit der mimischen Muskulatur beim Sprechen an, insbesondere um die Augen herum, ein eigentliches Stottern ist aber kaum mehr zu bemerken. Er selber meint: „Man wird mit dem Alter auch gescheiter und braucht weder vor den unbekannten Leuten noch vor neuen Situationen mehr Angst zu haben."

Ob nun die beginnende Befreiung seiner Persönlichkeit dem Mann erlaubt hat, die Willensschule nach Coué an die gelöstere Haltung seiner späteren Therapeutin aufzugeben, oder ob diese sein sperriges Inneres wirklich zu schmelzen verstand — ob die so oder so erreichte erste Besserung ihn zur Übernahme des Kundendienstes anregte oder ob erst diese sprachfördernde Tätigkeit die stockende Rede allmählich in Fluß gebracht hat — ob all dies zusammen in dem Genesenden hoffnungsvolle Ehepläne weckte oder ob die Aussicht auf Familiengründung und Erweiterung seines Lebensbereiches den Erfolgreichen zu weiterem Überwachsen seiner Schwäche anspornte — diese Fragen zu entscheiden, dürfte heute ebenso unmöglich sein wie seinerzeit während des jahrelangen Heilungsprozesses selber. Der Versuch einer kausalen Faktorenanalyse erweist sich als derart verzwickt, daß wir uns lieber mit der bloßen Beschreibung der uns zugänglichen Geschehnisse zufrieden geben und allenfalls von der Entfaltung eines Daseins sprechen wollen.

Wenn dergestalt die *Schwere* der Neurose und auch das subjektive Leiden des Patienten aufs engste mit den jeweiligen Lebensumständen zusammenhängen mag, so scheint demgegenüber die „*Symptomwahl*" sowie der Syndromwandel bzw. die Syndromkonstanz aus einer inneren Eigengesetzlichkeit zu entspringen. Man hat den Eindruck, daß wohl das Ausmaß, nicht aber die Art der Symptome formbar sei. Nicht nur der Charakter des Kranken selber, sondern auch der Charakter seiner Neurose scheint durch gute und schlechte Zeiten sich selber treu zu bleiben.

*Zusammenfassung des Abschnitts*

Enge zeitliche Zusammenhänge zwischen „äußerer" Schicksalswende und Besserung der neurotischen Symptome waren bei etwa 20 Männern und 10 Frauen augenfällig, am häufigsten in der Form einer Besserung neurasthenischer Beschwerden bei Männern nach Übernahme einer leichteren und verantwortungsärmeren Arbeit (10 Fälle), oft aber auch bei Eheschließungen, Scheidungen und anderen Wendepunkten des Schicksals. Häufiger als solche zeitlich scharf umschriebenen Schicksalswenden standen allmählich sich formende Lebensverhältnisse mit der neurotischen Symptomentwicklung in Zusammenhang. Auf die Unauflösbarkeit von Ursache und Folge in der Wechselwirkung von Neurose und „äußerem" Schicksal wird hingewiesen. Während die Schwere der Neurose dabei variabel erscheint, hat man nicht den Eindruck, daß die Art der Symptome bildbar sei.

# VIII. Ausgangszustände und Persönlichkeiten

Während wir uns im letzten Kapitel nur mit dem Verlauf der Symptome beschäftigt haben, unternehmen wir hier den Versuch, die Entwicklung der Gesamtpersönlichkeit zu berücksichtigen. Die Bemühung um das menschlich Bedeutendste wird uns notwendigerweise oft über die Grenzen des objektiv Feststellbaren hinausführen. Während die Ergebnisse des letzten Kapitels vermutlich auch von anderen Untersuchern einigermaßen übereinstimmend formuliert worden wären, sind wir dessen im folgenden Kapitel nicht mehr überall sicher.

## 1. Versuch der üblichen Einteilung der Ausgangszustände nach Heilungsgraden

Dieser Abschnitt enthält den Versuch, die Zustände der Probanden bei Abschluß der Beobachtungszeit nach den gewöhnlichen Kategorien „verschlechtert, ungebessert, gebessert, geheilt" zu beurteilen. In Bezug auf das primitivste Gesundheitsmerkmal, nämlich die Arbeitsfähigkeit, sind unsere Resultate im Kapitel IV über die soziale Prognose dargestellt. Hier haben wir dagegen für jeden Patienten so gut wie möglich die noch vorhandenen Symptome und den Grad der Persönlichkeitsharmonie sowie die Fähigkeiten zu Arbeit und Erholung, zu Intimität und Distanz und zu Freude und Trauer in Betracht zu ziehen versucht. Die meisten Probanden haben heute relativ stabile Zustände erreicht, so daß größere Umschichtungen unter den 4 Kategorien nicht mehr zu erwarten sind.

Obwohl ich selber bei der Einordnung der Fälle in diese Kategorien nicht oft in ernstliche Zweifel geraten bin, wäre ich doch in vielen Fällen um eine wissenschaftlich stichhaltige Erklärung meiner Zuordnung in Verlegenheit. Die Subjektivität des Urteils macht sich besonders bei der Unterscheidung der „Geheilten" von den „Gebesserten" bemerkbar.

Im übrigen werden die Beispiele dieses Kapitels die Art der Beurteilung vielleicht eher verdeutlichen als ein (auf diesem Gebiet fast unmöglicher) Versuch der abstrakten Besserungsdefinition dies tun könnte. (Über das vielschichtige Problem des psychiatrischen Heilungsbegriffes vgl. z. B. [133, 140, 164, 180]).

*Übersicht*

(vschl. = verschlechtert, ungeb. = ungebessert, geb. = gebessert, geh. = geheilt. m = männlich, w = weiblich, t = total)

Tabelle 11

| Diagnose bei der Erstuntersuchung | Zustand bei Abschluß der Beobachtung | | | | | | | | | | | | | | |
|---|---|---|---|---|---|---|---|---|---|---|---|---|---|---|---|
| | vschl. | | | ungeb. | | | geb. | | | geh. | | | tot. | | |
| | m | w | t | m | w | t | m | w | t | m | w | t | m | w | t |
| Hysterie | — | 4 | 4 | — | — | — | 1 | 17 | 18 | — | 5 | 5 | 1 | 26 | 27 |
| Hyst. Krankheitssucht | — | 2 | 2 | — | 1 | 1 | — | 2 | 2 | — | — | — | — | 5 | 5 |
| Angstneurosen | — | — | — | — | 3 | 3 | 2 | 6 | 8 | 2 | — | 2 | 4 | 9 | 13 |
| Pavor nocturnus | — | — | — | — | — | — | — | — | — | — | 1 | 1 | — | 1 | 1 |
| Stottern | — | — | — | 2 | — | 2 | — | — | — | 2 | — | 2 | 4 | — | 4 |
| Hypochondrie | — | — | — | 2 | — | 2 | 1 | — | 1 | — | — | — | 3 | — | 3 |
| Neurot. Depression | — | — | — | — | — | — | 3 | 2 | 5 | 3 | 1 | 4 | 6 | 3 | 9 |
| Neurasthenie | — | 1 | 1 | 2 | 2 | 4 | 14 | 5 | 19 | 3 | 2 | 5 | 19 | 10 | 29 |
| Magenneurosen | 1 | — | 1 | 4 | — | 4 | 3 | 3 | 6 | — | — | — | 8 | 3 | 11 |
| Andere Organneurosen | — | — | — | 1 | — | 1 | 2 | 3 | 5 | 1 | 2 | 3 | 4 | 5 | 9 |
| Bettnässen | — | — | — | — | — | — | — | — | — | 1 | — | 1 | 1 | — | 1 |
| Psychosomat. Leiden | — | 2 | 2 | — | — | — | — | 2 | 2 | — | — | — | — | 4 | 4 |
| Charakterneurosen | — | — | — | — | — | — | 3 | 1 | 4 | — | — | — | 3 | 1 | 4 |
| Summe | 1 | 9 | 10 | 11 | 6 | 17 | 29 | 41 | 70 | 12 | 11 | 23 | 53 | 67 | 120 |

27        93

Zusammengefaßt möchte ich gut die Hälfte der Probanden heute als gebessert und je knapp ¼ als ungebessert bis verschlechtert bzw. als geheilt bezeichnen. Die Tabelle bedarf jedoch noch einiger Erläuterungen:

*a) Das Überwiegen der Frauen bei den Verschlechterungen* ist die Folge der 4 weiblichen Suicide, der 2 Ausgänge in Schizophrenie und der 2 verschlimmerten Krankheitssuchten. — An dieser Stelle sei rückblickend darauf hingewiesen, daß uns die weiblichen Neurosenverläufe gegenüber den männlichen im ganzen immer wieder einerseits als farbiger, andererseits in vielen Beziehungen als ungünstiger aufgefallen sind: Es fanden sich unter den Frauen häufiger Ablehnung der Nachuntersuchung, Ehelosigkeit, Arbeitsunfähigkeit aus neurotischen Gründen, Hysterie, Krankheitssucht, psychosomatische Leiden und Suicid. Ähnliche Geschlechtsunterschiede hat auch LJUNGBERG[10] gefunden. Die neurotischen Beschwerden der weiblichen Kranken von HAMILTON[6] und von EITINGER[5] waren häufiger als diejenigen der Männer durch Operationen und körperliche Krankheiten ausgelöst und kompliziert worden. Von unseren 33 eigenen kasuistischen Beispielen betreffen infolge der oft größeren Farbigkeit der weiblichen Verläufe 24 Fälle weibliche Probanden. Es dürfte sich bei alledem um eine Erscheinung handeln, die wesensverwandt ist mit der bekannten größeren Unruhe und Buntheit der Frauenabteilungen gegenüber den Männerabteilungen in psychiatrischen Anstalten.

*b) Die „Geheilten"* sind meist, aber nicht immer, frei von allen neurotischen Symptomen und Charakterstörungen. Dort, wo Symptome oder Charakterauffälligkeiten noch vorhanden sind, spielen sie aber praktisch keine erhebliche subjektive und objektive Rolle mehr und die Gesamtpersönlichkeit macht einen gesunden Eindruck, den wir im untenstehenden Abschnitt über die Geheilten noch näher beschreiben wollen.

c) Im allgemeinen sind zahlenmäßig bei unserer groben Einteilung keine deutlichen *Unterschiede in der Besserungstendenz* der Persönlichkeitsstörungen bei den an verschiedenen Syndromen Erkrankten zu finden, was bei den sicher unterschiedlichen Heilungstendenzen der verschiedenen Syndrome selber zunächst überrascht. Es ist dabei aber nicht zu vergessen, daß die Erstuntersuchungsdiagnosen in unserer Übersicht auf eindimensionale Querschnittsdiagnosen reduziert worden sind, auf Diagnosen also, denen bei dem häufigen Syndromwandel ja nicht immer langfristige Gültigkeit und Bedeutung zukommt. Einzig die neurotischen Depressionen haben in unserem Material nicht nur in Bezug auf die Depression selber, sondern auch in Bezug auf die Persönlichkeitsentwicklung eine besonders günstige Prognose, was wir nach dem im Verlaufskapitel (S. 61 f.) über sie Gesagten zum Teil verstehen können. Im ganzen ist es ja nicht all zu überraschend, daß für den Symptomverlauf eben in erster Linie das Syndrom, für die gesamte Spätprognose aber die prämorbide Persönlichkeit ausschlaggebend zu sein scheint.

d) Das ungefähre *Zahlenverhältnis der Ausgangszustände:* „$\frac{1}{3}$ verschlechtert plus ungebessert, $\frac{1}{3}$ gebessert und $\frac{1}{3}$ geheilt" ist in der psychiatrischen Literatur der verschiedensten Gebiete ubiquitär und auch unsere Zahlen nähern sich ihm deutlich. Wahrscheinlich gibt es dafür unter anderm einen sehr banalen Grund: Daß wir nämlich unwillkürlich dazu tendieren, bei einer beliebigen Unterteilung einer Menge von mannigfaltigen und teilweise inkommensurablen Elementen unsere Gruppen ungefähr gleich groß werden zu lassen. (Kommensurabel sind präzise meßbare Einzelmerkmale wie z. B. die Dauer der Arbeitsunfähigkeit; Schicksal und Lebenssinn sind es nicht.)

e) In den alten Krankengeschichten sind etwa ein dutzendmal die *damaligen Prognosen* niedergelegt. Davon erweisen sich heute etwa $\frac{3}{4}$ als zu schlecht und bloß eine als zu gut. Dieses Resultat stimmt völlig mit demjenigen von VERENA MIDDENDORP[11] und von ANNEMARIE DÜHRSSEN[4] überein. Man fragt sich, woher eigentlich dieser verbreitete psychiatrische Pessimismus kommt. Vielleicht spricht er sich schon in einem Satze FREUDS aus, der bemerkt, daß „die der Neurose besonders ausgesetzten intellektuellen Volksschichten unaufhaltsam in die Verarmung absinken"[149]. RENNIE[16] spricht vom „innate conservatism and pessimism of the physician", der ja einerseits dazu erzogen worden ist, kein naiver Optimist zu sein, und dessen Helferwille vielleicht auch nicht gern annimmt, daß das Leiden ohne seine Hilfe bessern werde. Unseres Erachtens liegen die Gründe für die traditionellen ungünstigen Prognosestellungen weniger in der Unkenntnis der spontanen Besserungstendenzen als in dem einem jeden Psychiater bekannten Gefühl des Kopfschüttelns und der Auflehnung angesichts schwer leidender Kranker, die sich dazu noch nicht einmal helfen lassen wollen: „So kann es doch nicht weitergehen" lautet die Reaktion des gesunden Menschen auf den neurotischen. Indessen zeigt die Nachuntersuchung, daß es sehr wohl ein Leben lang „so" weiter gehen kann und daß „es" sich erst noch mit den Jahrzehnten zu mildern pflegt.

Wenn es im Einzelfalle auch leicht sein mag, einen wirklichen Ausgangszustand an der individuell gestellten Prognose zu messen, so bleibt doch die summarische Gruppierung der Ausgangszustände nach den 4 üblichen Kategorien wissenschaftlich unbefriedigend; und sie würde noch unbefriedigender ausfallen, wenn wir etwa versuchen wollten, die „Gebesserten" weiter zu unterteilen. Das Wesentliche der meisten Ausgänge kann in diesen Kategorien nicht erfaßt werden. Deshalb möchte

ich in den folgenden Abschnitten versuchen, einige typische Ausgangsbilder an
Hand von kasuistischen Beispielen zu beschreiben. Wenn dadurch jeweils etwas
Typisches sichtbar werden sollte, so wird man sich bewußt bleiben, daß ein Typus
kein objektiv verläßlicher Gruppenrepräsentant ist, sondern daß er ein bloßer
Anhaltspunkt für unsere subjektive Anschauung bleibt.

## 2. Ungünstige Ausgänge und entsprechende prämorbide Persönlichkeiten

Bei der Beurteilung der „prämorbiden Persönlichkeit" ist man immer in Ge-
fahr, unversehens vom gutbekannten späteren Zustand auf den schlechter bekannten früheren zu schließen und auf diese Weise die bekannten treffenden post-
festum-Prognosen zu stellen. Immerhin besitzen wir über die ursprünglichen Charaktereigenschaften etwa der Hälfte unserer 27 verschlechterten und ungebesserten
Probanden brauchbare subjektive und objektive Angaben.

Selbstverständlich resultiert aus einer solchen Sammlung kein einheitliches
Charakterbild. Und dennoch ist der sich ergebende Eindruck ein recht eintöniger:
Immer wieder hören wir von ärmlichen, kraftlosen, ängstlichen, unsicheren, ini-
tiativearmen, schwernehmerischen und unverträglichen Wesenszügen, von man-
gelnder Begabung und von fehlendem Auftrieb. Die Reaktionen dieser Menschen
scheinen oft „anergisch": Das Widrige wird schlecht vertragen, kaum verarbeitet
und nicht überwunden, bestenfalls noch umgangen oder wenigstens verleugnet.

Ein schwächlicher, ängstlicher, wenig begabter Knabe aus einer geschiedenen Trinkerehe
schlich sich freudlos durch die obligatorischen Primarschulklassen und brachte es später mit
Mühe und Ach doch noch zum gelernten Coiffeur. Bei seiner schüchternen Art fiel ihm der
Beruf jedoch bald schwer. Insbesondere fürchtete er sich vor „großen, festen, resoluten
Männern" und beim Rasieren solch imposanter Kunden geriet er dermaßen ins Zittern, daß
seine Arbeit ernstlich darunter litt. Ein übler finanzieller Streit mit seinem viel vitaleren, aber
auch skrupelloseren Bruder steigerte seine Symptome im 27. Altersjahr derart, daß er von sich
aus unsere Poliklinik aufsuchte, um sich ein Zeugnis „für seine Arbeitsunfähigkeit" zu holen.
Da er das Gewünschte nicht bekam, ließ er sich während 4 Sitzungen hypnotisieren, blieb
dann aber weg mit der Angabe, daß sein Zustand sich etwas gebessert habe. — Heute ist der
Patient Magaziner in einer Fabrik für Meßinstrumente. Er sieht älter aus als seinen 52 Jahren
entspricht und zeigt einen mürrisch-vergrämten Gesichtsausdruck. Die damalige wie auch alle
späteren ärztlichen Behandlungen haben ihm nach seiner Überzeugung rein nichts genützt.
Hingegen pocht er auf die wunderbare Hilfe durch einen berühmten Suggestionskünstler.
Die Faszination des Patienten durch diesen „Willensriesen" hatte offensichtlich der positiven
Kehrseite jener gefürchteten Figur des „energischen Mannes" entsprochen — freilich unbe-
wußt und unverarbeitet, so daß das Zittern sich bald in unverminderter Heftigkeit wieder
einstellte und den Mann 10 Jahre nach der Erstuntersuchung zur Aufgabe seines Berufes
zwang. — Er zittert auch heute noch, z. B. im Gespräch bei aufregenden Themen, vor allem
aber bei der Arbeit, wenn ihm jemand beim Prüfen seiner Meßinstrumente zuschaut. Aber er
macht sich nichts mehr daraus, er läßt es ablaufen wie es will. — Nach Ausmaß und Störkraft
der Symptome muß der Patient als erheblich gebessert gelten. Nach Maßgabe seiner Persönlichkeitsentwicklung ist er es aber nicht. Er ist ein freudloser Mensch geworden, ein zwar
exakter aber kleinlicher Angestellter, ein gehässiger Gatte und ein nörglerischer Vater. Nicht
nur seinen Ärzten gilt seine Bitterkeit, sondern auch den früheren Arbeitgebern, die seine
Frau „verpfuscht", und den Lehrern, die seinen Knaben (der auch zittert), „verhunzt" haben.
Mit scheelen Augen, sich und andern allfällige Lichtblicke des Lebens mißgönnend, schaut er
auf eine Welt, der er nichts geben und von der er auch nichts erwarten will.

Bezeichnend ist in diesem Schicksal die Schwäche der durchhaltenden Kräfte
(vgl. demgegenüber z. B. den auf S. 74 geschilderten Stotterer), die Unfähigkeit
sowohl zum echten Kampf wie zur echten Resignation und die Neigung, schimpfend

den Weg des geringsten Widerstandes zu gehen. Vielleicht lassen sich zusammenfassend die Persönlichkeiten der Ungebesserten am häufigsten mit dem Worte „matt" bezeichnen. Auf alle Fälle entsteht der tragische Eindruck, daß „denen nicht gegeben wird, die nicht haben".

## 3. Die „hysterische" Krankheitssucht

Unter den ungünstigen Ausgängen fanden wir bei 5 Probandinnen Lebensentwicklungen, die mit ungewöhnlicher Konstanz an dem einen Motiv der Krankheitssucht festhielten. Die Übereinstimmung der 5 Persönlichkeiten ist in mancher Hinsicht so auffallend, daß sich eine Zusammenstellung lohnt. Als Beispiel sei jedoch nur ein einziger Fall angeführt.

Die Patientin, drittes Kind einer einfachen Arbeiterfamilie, suchte schon als Kleinkind dauernd bemitleidet zu werden. Wenn ein Mücklein sie gestochen hatte, machte sie sich in aller Stille einen ungeheuren Verband und hatte keine Ruhe, bis nicht jedermann sich davon beeindruckt gezeigt hatte. Seit ihrer Jugend dauernd an diesem und jenem Leiden kränkelnd, mußte sie später alle ihre Stellen aufgeben und konnte auch ihre Verkäuferinnenlehre nicht abschließen. Daneben verstand sie es aber, sich sowohl in der Heilsarmee wie in der Pfadfinderbewegung hervorzutun und in ihren arbeitsfähigen Zeiten war sie eine geschätzte und tüchtige Büroangestellte. Da bei ihr nicht die leiseste begehrungsneurotische Komponente im Spiele war, wurde die hysterische Natur ihrer Beschwerden oft verkannt. Eine funktionelle Kniegelenkskontraktur hat seit ihrem 21. Altersjahr zu unzähligen operativen Eingriffen geführt. Mit 24 Jahren gelang es ihr durch raffinierte Erzeugung eines „Erythema nodosum" und durch dosierte und lokalisierte Bauchdeckenspannung die Operation unter der Diagnose „Adnextumor, auf Tbc verdächtig" zu erzwingen. Der normale Laparatomiebefund führte zur histologischen Untersuchung der erythematösen Efflorescenzen, die sich dabei als Hauthämatome entpuppten. Nebenher wurde die Kranke auch auf die verschiedensten Drogen wahllos und abwechslungsweise süchtig. Als die hysterischen Mechanismen nach ungezählten Spitalaufenthalten für weitere Eingriffe nicht mehr ausreichten, schien sich sogar ihr Körper in den Dienst des unbändigen Krankheitstriebes zu stellen: in ihrem 34. Altersjahr kam es wegen einer colitis ulderosa zur Colonresektion und seither — die Patientin ist heute 44jährig — hat sie wiederholte Laparatomien wegen Ileussymptomen durchgemacht. Außerdem hat das Fürsorgeamt mindestens 7 psychiatrische Entziehungsaufenthalte bei der opiatsüchtigen arbeitsunfähigen Patientin durchgesetzt. Heute liegt die auf 39 kg abgemagerte Invalide in Pflege bei ihrer alten Mutter. Mit einem unglaublich gierigen Gesichtsausdruck schildert sie ihre unzähligen Leiden und scheint die Teilnahme des Zuhörers mit allen Poren einzusaugen. — Zu unserer Überraschung konnten wir sicherstellen, daß die Kranke im Laufe ihres Lebens beinahe ebensoviel Energie auf die Pflege fremden Leidens wie auf die Erzeugung des eigenen verwendet hat: Unter anderm hat sie vor über 10 Jahren, mit einem Zeitungsinserat beginnend, mit zähem Willen eine Vereinigung invalider Jugendlicher gegründet, die heute noch als große Organisation floriert. Von ihrem Rollstuhl aus hat sie viele Ferienlager dieser behinderten Kinder geleitet. Stolz weist sie den Bildbericht einer Zeitung vor, worin man den schweizerischen Bundespräsidenten die Gründerin der Bewegung in ihrem Zeltlager beglückwünschen sieht.

So weit hat es freilich keine unserer anderen 4 hysterisch Invaliden gebracht. Aber mit Ausnahme des Mädchens, das sich schon in seinem 23. Altersjahr suicidierte, weisen sie alle jenen auffallenden Hang zum caritativ-pflegerischen auf: Eine ist Krankenschwester geworden, und keine schlechte, obgleich sie meist nur halbtags leichte Pflegen übernehmen „kann"; eine andere bemüht sich in recht verdienstlicher und geschickter Weise pflegerisch und arbeitstherapeutisch um eine chronisch schizophrene Bekannte; und die dritte ist für eine ungarische Flüchtlingsfrau, der sie sich angenommen hat, zum rettenden Engel und zur seelischen Stütze, für ihren weiteren Bekanntenkreis zum Vorbild einer tapferen Dulderin und für ihren eigenwillig denkenden Hausarzt zum Beispiel für die Irrtümer der Schulmedizin geworden.

Die Art, wie diese Kranken sich für die Anerkennung ihrer Krankheiten wehren, hat oft etwas beinahe Heroisches an sich. Es ist, wie wenn das Kranksein für sie im Grunde die einzig mögliche Lebensform wäre, um die sie, man ist versucht zu sagen: mit dem Mut der Verzweiflung, unablässig kämpfen. Für diese Patienten wäre es vielleicht besser, wenn unsere Medizin keine diagnostischen Methoden besäße, die das Fehlen von körperlichen Krankheitsursachen nachzuweisen vermöchten. Als anerkannt Kränklichen und Kranken bliebe diesen unheilbar Gesundheitsunwilligen wie ihrer Umgebung viel Bitternis erspart, während sie ihre Rolle als pflege- und linderungskundige Heilerinnen ungehinderter spielen könnten. Die nimmermüde intrigante Komponente freilich wird bei ihnen zu allen Zeiten mitunter zum Vorschein gekommen sein.

## 4. Die neurotischen Residualzustände der „Gebesserten"

Die Schizophrenielehre kennt den Begriff des *„schizophrenen Defektes"*. Darunter versteht sie eine ungünstige Persönlichkeitsveränderung, die nach dem Abklingen der floriden Krankheitserscheinungen zurückbleibt und die meist nicht mehr heilt. Die Kranken äußern kaum mehr umschreibbare „gemachte Erlebnisse", man sieht bei ihnen nur noch selten Anzeichen von Wahnneubildungen und von Halluzinationen und ihr Gedankengang hat sich einigermaßen geordnet. Aber die Gefühlsäußerungen der Patienten sind wenig moduliert, die Kranken scheinen irgendwie abwesend, entleert, „affektiv nivelliert", in schweren Fällen „ausgebrannt" und ihr Benehmen trägt oft sonderlingshafte, bizarre und manierierte Züge. Daß hinter dieser Fassade oft die „abgespaltenen Komplexe" weiterglimmen, daß die geheimen Ausläufer des „Restwahns" oft die ganze Persönlichkeit durchziehen, ist bekannt. Aber der Kranke „lebt an seinen Emotionen vorbei".

Zu diesen schizophrenen Defektzuständen finden wir nun bei den neurotischen Ausgangszuständen sehr oft Entsprechungen. Wir ziehen es aber vor, von neurotischen *„Residuen"* anstatt von „Defekten" zu sprechen und würden dies auch bei den schizophrenen Wesensänderungen tun, wenn sich nicht der alte Begriff „Defekt" bereits fest eingebürgert hätte. Denn die Verbindung von „übrig geblieben" und „zur Ruhe gekommen", welche dem Sprachgebrauch nach im Wort „Residuum" liegt, scheint uns den Sachverhalt sowohl für die schizophrenen wie für die in Frage stehenden neurotischen Persönlichkeitsveränderungen besser zu treffen als der Ausdruck „Defekt", der ein bloßes primäres oder sekundäres Fehlen bezeichnet.

Es ist natürlich, daß das neurotische Residuum, entsprechend dem Grundleiden, weniger befremdlich oder katastrophal anmutet als das schizophrene. Ein grundsätzlicher Unterschied im Wesen der Residuenbildung scheint uns jedoch bei den beiden Krankheitsarten nicht zu bestehen, seien die Krankheiten selber in Wesen, sozialer Prognose und Familienbild auch noch so verschieden.

Eine unehelich geborene, abgelehnt aufgewachsene und ungeborgen alternde 44jährige Pelznäherin hatte seit 10 Jahren ihre weltunkundigen Hoffnungen in das intime Verhältnis zu einem verheirateten Mann gesetzt. Als dieser die Verarmende an der Schwelle des Klimakteriums verließ, wurde sie von Herzangst befallen und erkrankte an Gefühllosigkeit und Lähmung des rechten Beines. Auf dem Weg über die medizinische Klinik kam die Kranke in unsere Behandlung und konnte durch 5 psychotherapeutische Besprechungen und durch die

Hilfe und Beratung der Spitalfürsorgerin wieder zur Gehfähigkeit gebracht werden. 2 Jahre später begann sie an Spannungsgefühlen im Unterleib zu leiden, „wie wenn man ihr unten alles hätte herausreißen wollen". Und zwischen ihrem 49. und 57. Altersjahr erkrankte sie wiederholt an schweren Schüben einer Urticaria (Pelzstaub?), wobei sie einmal bei einem Glottisödem von der Hausärztin nur mit genauer Not dem Erstickungstod entrissen werden konnte. Ihrer Arbeit ist die Patientin bis heute im selben Geschäft unentwegt nachgegangen. — Heute erweist es sich gegen Ende unseres Gesprächs, daß das ergraute, aber muntere und adrett gekleidete Jüngferchen seinen Kummer tiefer vergraben hat als daß er ihm noch zugänglich wäre. Denn auf mein erst behutsames, dann offen erstauntes Fragen nach ihrer unglücklichen Beziehung zu jenem Mann verneint die Patientin im Ton der Selbstverständlichkeit, je mit einem Mann auch nur näher bekannt gewesen zu sein, wobei sie ungerührten Auges an mir vorbeiblickt und sich am Arm kratzt. Für unseren Arzt, „der sie damals gegen den Verdacht der Simulation in Schutz genommen habe", findet die einst so schwer Gekränkte nette Worte des Dankes. Die dünne Stimme freilich, die diese Worte ausspricht, scheint in der Brust, gleichsam verschluckt durch ein dämpfendes Medium, keine Resonanz zu finden. Auch sei sie natürlich nicht ganz zu heilen gewesen. Denn heute noch, namentlich im kalten Bett — so berichtet sie in gleichmütigem Plauderton, aber mit einem eigentümlich süßlich-erotischen Lächeln — habe sie im kranken Bein manchmal so eine kuriose Empfindung, wie wenn das Bein gefühllos wäre und doch auch wieder ganz groß und warm — keineswegs unangenehm, im Gegenteil, es sei wie eine große Bettflasche, die ihr warm geben würde.

Weil die Patientin nicht zu Wahnbildungen neigt, ist es ihr nur, „als ob" das Bein eine Bettflasche wäre, ohne daß es zu einer eigentlichen Körperhalluzination kommt. Abgesehen davon unterscheidet sich aber ihr hysterischer Residualzustand nicht wesentlich von einem schizophrenen Defekt. Ihre Affektivität ist trotz oberflächlicher Zugänglichkeit wenig modulationsfähig, ja sie wirkt zeitweise ausgesprochen nivelliert. In der Nähe des Komplexgebietes zeigen sich grobe negative Gedächtnishalluzinationen. Wüßte man nicht mehr von ihr, fände man ihre Mimik bei der Schilderung des kranken Beines ausgesprochen parathym und maskenhaft. Auch so noch wirkt sie maniert und süßlich. Und genau wie beim schizophrenen Defekt, so ahnen wir auch hier, daß wir therapeutisch nach menschlichem Ermessen nicht mehr zukommen. Natürlich „verstehen" wir dank genauer Kenntnis der Lebensgeschichte, daß dieses sonderbare Bettflaschengefühl dem in jeder Hinsicht auf sich selbst angewiesenen alternden Mädchen eine Wärme vorgaukelt, die es sich seinerzeit von seinem treulosen, heute restlos aus der Erinnerung verstoßenen Geliebten ersehnte; daß also eben dieses unerträgliche Erinnerungsbild, bis zur Unkenntlichkeit verstümmelt, auf sonderbare Weise weiterwirkt. Aber dieses Verstehen unterscheidet sich nicht von demjenigen, das wir auch dem gut untersuchten Defektschizophrenen entgegenbringen können. Unverständlich bleibt bloß, wieso die Kranke weder einen Wahn noch eine „gesunde" Resignation, sondern eine neurotische Paraesthesie ausgebildet hat; womit wir denn wieder bei dem alten Rätsel der Symptomwahl angelangt sind.

Die Beispiele neurotischer Residuenbildungen lassen sich an den gründlicher untersuchten Kranken beliebig vermehren. Immer wieder sieht man sich veranlaßt, das Beobachtete in der Sprache der Schizophrenielehre (die ihre langen Verläufe ja so viel besser kennt als die Neurosenlehre) zu formulieren. Und wie wir angesichts der schizophrenen Defektzustände bei der Anstaltsvisite, selbst dort, wo wir zu verstehen meinen, immer wieder hin und her gerissen werden zwischen Grauen und Beruhigung, weil wir gar nicht wissen, ob wir vor einem sehr großen Leid oder vor einem sehr großen Bollwerk gegen das Leid stehen; ebenso zerbrechen unsere Besserungsbegriffe an den neurotischen Residuen, die uns oft zweifeln lassen, ob wir uns über die Entstellung des Kranken entsetzen oder ob wir über seine geglückte Narbenheilung noch froh sein sollen. Solange wir in den ersten Kapiteln nur die Arbeitsfähigkeit und die Psychosengefährdung beschrieben, schien uns „die" Prognose unserer Kranken in Übereinstimmung mit anderen Autoren, die vorwiegend diese Seite der Prognose hervorhoben (z. B. Denker[2]), unerwartet günstig. Als wir dann im Kapitel VII die Symptomverläufe betrachteten, begann dieser Eindruck bereits erheblich zu wanken. Und wenn man am Ende die Menschen selber kennen lernt, geht einem das Maß über die Günstigkeit oder die Ungünstigkeit der Ausgänge immer mehr verloren, anstatt daß es sich befestigt.

Diese Vieldeutigkeit ist nicht nur den krankhaften Lebensentwicklungen eigen. Die neurotischen Schicksale erinnern uns ja auf Schritt und Tritt an unsere gesunden Bekannten, hinter deren Nücken und Tücken für denjenigen, der mehr Einblick hat, auch mehr steckt als bloße „Manieren". So beeindrucken uns viele Residualneurotiker, die ja von sich selber und von ihrer Umgebung ebenfalls für gesund gehalten werden, viel eher durch ihre Ähnlichkeit als durch ihre Abartigkeit im Vergleich mit gesunden Alternden. Auf alle Fälle erinnern sie uns an unser Unwissen darüber, wie viel oder wie wenig von einem jeden Menschen zu seinen Lebzeiten begraben werden wird. Die Wesensgleichheit mit den „normalen" Schicksalsnarben ist mit ein Grund, warum die Residuen in einem gegebenen Krankengut kaum zu zählen sind. Wohl in keinem Menschenschicksal fehlen sie ganz — in mehr oder weniger ausgesprochenem Maße haben wir sie bei den meisten der „Gebesserten" gefunden.

### Anhang

Man kann den Versuch machen, verschiedene *Unterformen* der neurotischen Residuenbildungen zu unterscheiden, wobei man sich natürlich auch hier bewußt bleiben muß, daß es sich bloß um orientierende Typen für unsere Anschauung, nicht um real abgrenzbare Gruppen handelt. So lassen sich z. B. sehr viele Wege und Formen der Residuenbildung mit den Worten „*Komplexabspaltung*" und „*Vorbeileben*" charakterisieren. C. G. Jung[155] hat ja schon 1907 die „partielle apperzeptive Verblödung mit einer Gemütsverödung für alle anderen nicht zum Komplex passenden Reize" bei Schizophrenen mit der Komplexwirkung bei Normalen verglichen.

Nicht ganz unter diese Schlagworte passen die *Süchte*, die als Alkohol- und Analgetica-Abusus in unserem Krankengut je etwa 4- bzw. ein Dutzendmal als neurotische Endzustände bezeichnet werden müssen. Hier mag es mehr die Betäubung als die Abspaltung sein, mittels derer der Kranke die quälenden Emotionen loszuwerden trachtet. Aber die Psychologie der Süchtigen ist bereits so eingehend erforscht und beschrieben worden, daß ein näheres Eingehen darauf sich an Hand unseres Krankengutes nicht lohnt.

Daß bei neurotischen Kümmerentwicklungen eine *Körperkrankheit zum überwertigen Lebensinhalt* werden kann (z. B. ein Gallensteinleiden), ist ebenfalls bekannt genug und würde mehr einer „Komplexverschiebung" als einer „Abspaltung" entsprechen.

Auch bei unseren 2—3 *Bekehrten* läßt sich mit den Begriffen der Komplexabspaltung nicht so viel anfangen. Es sind dies die Leute, die überhaupt nur noch herablassender Gefühle fähig scheinen, es sei denn beim Verkünden ihres Glaubens, wo sie einen alsbald stechend mustern und fanatisch anpredigen, so daß ihr Gehaben an das hohle Pathos der schizophrenen Berufenen erinnert. Freilich lassen sich diese eigenartig partiell Gewandelten noch lange nicht den schizophren total Veränderten gleichstellen. Auch gibt es ja nicht nur im negativen Sinn Bekehrte:

Eine unserer sexualneurotischen Angstkranken, eine ehemalige katholische Krankenschwester und später geschiedene Frau, hat sich nach längerer, an ambivalenten Übertragungskonflikten immer wieder scheiternder Psychotherapie schließlich in hingebungsvoller Arbeit in die katholische Lehre vertieft. Sie hat Zugang zu führenden katholischen Kreisen gefunden und in fortgeschrittenem Alter ein Meditationsbüchlein verfaßt, das in einem angesehenen katholischen Verlag erschienen ist. Nicht so sehr in der Teilnahme am Gottesdienst als vielmehr in der intensiven Beschäftigung mit gewissen Strömungen innerhalb des kirchlichen Lebens hat diese Kranke einen Rückhalt gefunden, der es ihr gestattete, trotz ihrer anhaltenden schweren, als dämonisch und böse empfundenen Ängste ihren Beruf als Krankenpflegerin wieder aufzunehmen und erfolgreich auszuüben. — Obwohl hier in äußerer Hinsicht keine Bekehrung vorliegt, weil die Patientin seit jeher katholisch gewesen ist, erlebt sie sich selber doch als bekehrt. Sicher ist es in einem solchen Fall höchst fragwürdig, überhaupt von „Residuenbildung" zu sprechen.

Noch einen letzten, im Gegensatz zum obigen Ausgang besonders ungünstigen Typus verkümmerter Residualneurotiker möchten wir hervorheben, nämlich **die Verbitterten.** Bei 4 männlichen und 5 weiblichen Probanden wurde jedes Symptom und jedes umschriebene Residuum durch eine in der Beobachtungszeit allmählich erworbene verbitterte Grundhaltung überwuchert. Oft handelte es sich um überzarte, wenig vitale und verletzliche Naturen, deren ursprünglicher Charme durch das Leben erdrückt worden war.

Ein solches Mädchen war zwar von seiner hysterischen Adductorenkontraktur durch Tenotomie geheilt worden, hatte sich aber später im Verwandtenstreit aufgerieben und war zu einer keifenden, geizigen und verhaßten Person geworden. Diese Kranke hat mich nach der Untersuchung wortlos, mit einem haßerfüllten Blick verlassen, sich ihrer Tränen bitter schämend und nur des einen mageren Triumphes gewiß: mir nämlich bewiesen zu haben, daß kein Arzt, am wenigsten ein Psychiater und ich selber zu allerletzt ihr würde helfen können.

Diesen Beweis haben die anderen Verbitterten in der Regel mit viel mehr Worten geleistet. Sie, die sich unter nagendem Ärger daran hatten gewöhnen müssen, daß sie mit ihrer Leidensgeschichte bei ihren Nächsten nur noch halbes Gehör fanden, so daß ihr Mund sich schließlich zu einem dünnen Strich zusammenzupressen begann, sie, die das Unrecht der Welt um so stacheliger empfanden, je mehr sie es an sich gelockt hatten und die es erleben mußten, daß selbst noch ihr Welthaß die Welt langweilte, diese Ungehörten ergriffen gierig die Gelegenheit, ihre leidige Sache bei demjenigen anzubringen, der sich anheischig gemacht hatte, zuzuhören. Sie fanden kein Ende, die Bestialität ihrer Geliebten, die Geldgier ihrer Miterben, die Intrigen ihrer Kollegen, die Parteilichkeit ihrer Vorgesetzten und die Käuflichkeit ihrer Richter zum Himmel schreien zu lassen, ja sie kehrten unter der Türe nochmals um, weil die gemeinste, komplizierteste und längste der an ihnen verübten Schandtaten ihnen eben erst jetzt in den Sinn gekommen war.

Der Inhalt ihres bohrenden Leides war diesen Klagenden oft viel klarer bewußt als vielen anderen Neurotikern, die es auf verschlungenen Pfaden verdrängt hatten. Dafür versuchten die Verbitterten unentwegt, sich für die erlittenen Leiden dadurch einigermaßen zu entschädigen, daß sie andere dafür haftbar machten.

(Ein Beispiel dafür ist der auf S. 78 geschilderte neurasthenische Zitterer.) Wiederum drängten sich uns angesichts dieser Patienten oft Erinnerungen an gewisse schizophrene Defektzustände auf, bei denen alle anderen Symptome hinter der krankhaften Schimpfsucht zurückgetreten waren.

Es war augenfällig, daß diese Ankläger reden, aber nicht hören wollten, daß sie ängstlich die Wendung des Gesprächs zur Verabschiedung befürchteten, sobald ihr Gegenüber den Mund auftat. Und doch habe ich in einigen Fällen beim endgültigen Abschied Blicke eines rührenden und warmen Dankes erhalten für meine Geduld und für all das, was ich den Aufbegehrenden zu entgegnen unterlassen hatte.

*Wenn in diesem Kapitel mehrfach auf die Verwandtschaft gewisser neurotischer Endzustände mit den schizophrenen Defekten (und anderseits auch mit „normalen" Ausgängen) hingewiesen worden ist, so heißt das nur, daß wir Gemeinsamkeiten in Bezug auf die Residuenbildung und auf das seelische Altern überhaupt bei allen 3 Gruppen sehen, nicht aber, daß wir die Unterschiede in deren Wesen, sozialer Prognose und Familienbild anzweifeln wollen.* Vor allem ist die völlige Entfremdung der Kranken in der nichtorganischen Demenz etwas, was außerhalb der Schizophrenie nicht seinesgleichen hat.

## 5. Die Korrektur der Kindheitseindrücke

Erinnerungsumformungen aller Art gehören bekanntlich zur Entstehung der Neurosen überhaupt. Daß diese Vorgänge mit den infantilen Amnesie- und Verdrängungsbildungen nicht abgeschlossen sind, sondern sich bis tief in die zweite Lebenshälfte hinein fortsetzen, erlebten wir anläßlich unserer Nachuntersuchungen immer wieder. In welcher Weise Erlebnisse der Erwachsenenzeit einer Amnesie zum Opfer fallen können, schilderte unser Residuenbeispiel S. 80f. Aber auch an den Kindheitserinnerungen wird unablässig bis ins Alter weitergefeilt und zwar meistens im Sinne einer Korrektur zur „Norm", selten umgekehrt. Hierfür 2 Beispiele:

1. Ein Altstoffhändler, heute in sozialer Beziehung ein gemachter Mann, berichtet mir, daß er als ältestes von 4 gesunden und später lebenstüchtigen Kindern eines soliden Bahnarbeiters und einer rechtschaffenen Mutter aufgewachsen sei und hält auch auf konkrete Gegenfragen mit überzeugender Ruhe an dieser Darstellung fest. — Seine einstigen Angaben, die er heute kopfschüttelnd als Mißverständnisse erklärt und die damals im Rahmen einer Begutachtung objektiv bestätigt worden waren, hatten folgendermaßen gelautet: Vater Alkoholiker, der die Familie materiell und moralisch herunterwirtschaftete, Mutter führte haltlosen Lebenswandel, Onkel beging Suicid, ein Bruder war unstet und arbeitsscheu.

2. Eine Kinderpflegerin, die bei der Nachuntersuchung immer noch wie damals an einem seborrhoischen Ekzem leidet, sieht heute in dieser chronischen Krankheit die Wurzel all ihren Unglücks. Erschütternd schildert sie, wie sie sich schon als junges Mädchen ihres häßlichen Haarbodenausschlags schämen mußte, wenn sie einmal tanzen oder auch nur ausgehen wollte, und wie sie deshalb nie Freundschaft und Liebe gefunden habe. Heute hilft sie nach Kräften im Haushalt ihrer betagten verwitweten Mutter, von der sie in Dankbarkeit das Bild einer rechtschaffenen, fürsorglichen Hausfrau entwirft. — Die Patientin wirkt heute viel aufgeschlossener als seinerzeit, da der Psychiater sie in der dermatologischen Klinik wegen ihrer verschlossenen, depressiv-abweisenden Gemütsverfassung zu untersuchen hatte. Trotzdem ihr Vertrauen in den damaligen Arzt anscheinend geringer war als heute mir gegenüber, schüttete sie ihm als 20jähriges Mädchen doch ihr Herz aus: Sie sei bis in die 3. Klasse bei den Großeltern aufgewachsen, weil die Eltern „wegen ihres Ladens keine Zeit für sie hatten". Seit der 4. Klasse habe sie aber wieder zu Hause wohnen „müssen". Bis heute habe sie nie eine Freundin heimbringen dürfen, auch dürfe sie nicht ausgehen und erst recht nicht auf den Tanz,

weil die herrschsüchtige Mutter es nicht haben wolle. — Daß diese einstigen bitteren Klagen, die heute vollständig widerrufen sind, der Wahrheit weit mehr entsprechen als die heutige Darstellung, lehrte uns das Gespräch mit der alten Mutter.

Man kann diese Retouchen am Familienbild, denen wir in mehr oder weniger krasser Form immer wieder begegneten, mit dem einfachen Wort „Beschönigung" kennzeichnen. Indessen scheint die Umformung der unerträglichen Erinnerungsbilder, wie sie Hand in Hand mit der neurotischen Residuenbildung vor sich geht, ohne bewußte Absicht und unter der prägenden Wirkung stärkerer Kräfte zu erfolgen, als es einer einfach-reaktiven „Beschönigungstendenz" entspricht. Auch fanden wir den umgekehrten Vorgang, daß nämlich einst Verdrängtes heute zugänglich geworden ist, seltener und in deutlichem Maße nur ein einziges Mal. Einem gelassenen Hinnehmen oder Bejahen der schweren Vergangenheit begegneten wir fast nur bei günstigen Krankheits- und Persönlichkeitsentwicklungen. (Siehe z. B. die Schilderung einer Heilung S. 87.)

Die häufigen Gedächtnisretouchen sind u. E. nicht einfach der Ausdruck einer mangelnden Vertrauenseinstellung der Probanden dem Nachuntersucher gegenüber und sie sind auch nicht bloß die Folge des damals wirksamen und heute fehlenden „Leidensdruckes". Wir sehen in ihnen vielmehr das Wirken eines mächtigen Bedürfnisses, das einstige, unter Kampf und Schmerzen äußerlich überstandene Elend endlich zu begraben. Der Ton gesicherter Ruhe, mit dem die korrigierten Familiengeschichten erzählt wurden, überraschte mich immer wieder. Ich habe auch in diesen Fällen auf meine Vorhalte hin kaum „Komplexreaktionen" erlebt, so daß ich über die Richtigkeit der ursprünglichen Versionen manchmal in Zweifel geraten bin, bis ich sie doch verifizieren konnte.

Es wirkt auf diese Erinnerungen die sanft aber unerbittlich korrigierende Gewalt eines Nekrologs, der das nicht mehr zu ändernde allzu Persönliche den großen Normen der menschlichen Gesittung einzufügen versucht. In solchen retouchierten Familienbildern verblaßt das einmalige Regelwidrige und das Unerhörte wandelt sich ins Schickliche und Gebotene. Die einst lebendigen Menschen werden allmählich zu Standbildern und übernehmen schließlich die Züge der unantastbaren Gestalten der Heiligen Familie, an deren Urbild man sich zu halten versucht.

## 6. Das Altern und die Milderung der Angst

Bei älteren Patienten hat man oft den Eindruck, daß das ungeheilte Leiden nicht nur durch Abspaltung und Verdrängung beseitigt wird, sondern daß es sich auch mit den Jahren „von selber" mildert, sei es, daß die vitalen Grundkräfte, durch die es genährt wurde, allmählich abnehmen, sei es, daß eine sachte heranreifende innere Toleranz allem seelisch Widersprüchlichen gegenüber dem Patienten ermöglicht, das Ärgernis weniger gereizt, gleichsam unpersönlicher, hinzunehmen. Am deutlichsten kommt diese an sich für jedes Syndrom gültige Entwicklungsmöglichkeit vielleicht bei den Zwängen im Krankengut von MÜLLER und bei unseren Angstkranken zum Ausdruck (vgl. auch [1, 173]).

Ein italienisches Trinkerstöchterchen wurde von seiner Mutter gewöhnlich ein „fremder Wechselbalg" gescholten und seit seinem 9. Altersjahr an fremde Männer zur mutuellen Masturbation vermietet. Das intelligente und temperamentvolle Kind bildete früh eigentümliche religiöse Zweifel und eine phobische Angst vor dem Beichtstuhl aus. Als 18jährige Hilfsarbeiterin verlor sie ein uneheliches Kind am Keuchhusten. 28jährig mußte sie einen jäh-

zornigen, eifersüchtigen und sexuell brutalen Schneider heiraten. Seine Art widerstand ihr
oft derart, daß sie lieber unter Schuldgefühlen onanierte, als ihn zu tolerieren: „Es gibt Momente im Leben, wo man sich selber geben muß, was man nicht haben kann". Gegen die eigene
Versuchung zur Untreue kämpfte sie im Gedanken an ihre sündhafte uneheliche Geburt, für
die sie büßen wollte. Im Anschluß an das Wochenbett machte sie eine mehrmonatige Depression durch, nach deren Abklingen eine alte phobische Gewitterangst sich mit anderen Phobien,
vor allem in Bezug auf ihre Kinder und auf Versündigungen, komplizierte. Die im Grunde
tapfere und zugriffige Frau kämpfte aber unablässig gegen ihre Ängste. Zum Beispiel eilte sie
oft bei heraufziehendem Sturmwind ins Freie, ihrer Phobie entgegen. Immer, wenn ihr dies
gelang, fühlte sie sich nachher erleichtert, ja hochgemut. 43jährig mußte sie sich wegen blutender Myome einer Uterusamputation unterziehen. Sie dachte sich nachher: „Das schlechte in
mir ist nun aus mir herausgeschnitten worden" und glaubte sich durch den Eingriff einigermaßen von dem Verwerflichen und Bestialischen, das die Sexualität für sie seit der Kindheit
gewesen war, entlastet. Aber erst in den 50er Jahren fühlte sie den Druck der Ängste allmählich von sich weichen. Als Witwe begann sie, sich beim Alleinsein wohl zu fühlen und die Ereignisse des Lebens gemächlich auf sich zukommen zu lassen. — Die immer noch echt kohlschwarzhaarige, lebhafte und trotz ihrer Bildungslosigkeit geistvoll schildernde 63jährige
Pyknika fühlt sich heute völlig geheilt. In die Hintergründe ihrer neurotischen Ängste hegt sie
tiefe Einsichten. Körperlich leidet sie an einer dekompensierten Hypertonie mit mächtigen
Beinödemen, die behandeln zu lassen sie sich nicht entschließt. Denn, so erklärt sie mit heiter
gelassenem Lächeln, sie möchte nichts mehr als schlafen; und dem Tod wolle sie sich, nachdem
ihr Leben erfüllt sei, nicht entziehen. — Indessen stimmen ihr Sohn, der Hausarzt und die
Spitalkrankengeschichten der letzten Jahre darin überein, daß die Kranke noch immer, freilich in gemildertem Maß, an nächtlichen Ängsten leidet; auch zeigt sie noch immer ihre alten
Phobien, hauptsächlich in Bezug auf ihre Kinder, die sie durch übertriebene Vorsichtsmaßnahmen einzuschränken und vor drohendem Unheil zu bewahren versucht. Anderseits weiß
der Sohn Beispiele von der Tapferkeit und Unentwegtheit zu erzählen, mit der die Mutter
äußeren Schicksalsschlägen sowohl als auch den inneren Ängsten zu begegnen weiß.

Diese Kranke gehört zu jenen Patienten, die ihre Ängste zwar noch haben und
zeigen, aber nicht mehr „merken", und deren Angaben über ihre Heilung wir deshalb mit Vorbehalten aufnehmen müssen. (Wir haben bereits bei der Besprechung
der Literatur über die Angstkranken auf diese Notwendigkeit hingewiesen.) Uns
geht es hier mehr darum, den Prozeß der subjektiven Symptommilderung zu illustrieren. Wieweit diese Milderung die Folge einer günstigen seelischen Persönlichkeitsentwicklung und inwieweit sie der Ausdruck der abnehmenden Lebenskräfte
ist, wagen wir nicht zu beurteilen. Sicher finden sich unter unseren Angstkranken
eher häufiger als unter den an anderen Syndromen Leidenden begabte, vielschichtige, tapfere und reichhaltige Persönlichkeiten. Ihre Lebensgeschichte ist die Geschichte eines unentwegten Kampfes um die Angstbewältigung. Wir haben schon
im Angstabschnitt des letzten Kapitels den eigenartig elementaren, schwer reduzierbaren Charakter der neurotischen Angst erwähnt. Und es geht uns auch angesichts dieser Angstbewältigung so, daß sie uns stärker ergreifen als etwa der
Ausbruch und der Abbau eines hysterischen Bildes, weil wir in dem Geschehen,
das sich da um die Angst herum abspielt, besonders eindringlich etwas Allgemeinmenschliches wahrzunehmen glauben.

## 7. Die Geheilten und ihre Persönlichkeit

Wir haben schon im ersten Abschnitt dieses Kapitels darauf hingewiesen, daß
die Abgrenzung der „Geheilten" von den „Gebesserten" besonders fragwürdig ist.
Ob man unter unseren 120 Probanden bei gründlicherer Untersuchung auch nur
einen einzigen finden würde, den man als von seiner Neurose residuenfrei geheilt

bezeichnen müßte, erscheint uns fraglich. Aber es gibt Menschen, die nach schweren früheren Persönlichkeitsstörungen heute derart stark das Gefühl der „gefundenen Mitte" nicht nur selbst besitzen, sondern auch auf ihre Umgebung ausstrahlen, daß wir diesem Erleben gegenüber Symptomreste und andere Residuen gering veranschlagen.

Die Patientin stammt aus der unglücklichen Ehe eines älteren Kaufmanns und einer 20 Jahre jüngeren, schwer egozentrischen und kindischen Mutter, die durch ihre ständigen Suiciddrohungen ihren beiden Töchtern das Familienleben zur Hölle machte. Während die ältere Schwester lange Zeit in einer manifesten Mutterbindung hängen blieb, löste sich unsere Patientin früh von der Mutter und geriet dafür in eine schwere allgemeine Kontaktstörung und Vereinsamung hinein. Sie wurde ein stauniges und schüchternes Kind, das an häufigen funktionellen Bauchkrämpfen und bis ins Erwachsenenalter hinein an einer quälenden Erythrophobie litt. Die Schulen absolvierte das intelligente und musikalische Mädchen ohne Anstoß bis zur Handelsschule. Um sich von ihren Eltern unabhängig zu machen, nahm sie vor Abschluß der Handelsschule eine Bürostelle an, wo sie sich glänzend bewährte und bald zur Direktionssekretärin eines Großunternehmens aufstieg. In den „Zweideutigkeiten der Erwachsenenwelt" fand sich das verschlossene, nach außen unnahbar erscheinende Wesen schlecht zurecht. Als ihr Chef sich in sie zu verlieben Miene machte, reagierte ihre seit jeher labile Verdauung mit hartnäckigen Durchfällen. Die klinische Abklärung führte zur Diagnose einer Neurosis vegetativa, deretwegen die Kranke zu uns geschickt wurde. Hier verstand die äußerlich weltgewandte Dame dermaßen, ihre inneren Konflikte geheimzuhalten, daß der Psychiater fand, „ihre geringen neurotischen Mechanismen grenzten noch lange nicht ans Pathologische" und sie mit der Diagnose „psychisch o. B., colitis mucosa" wieder an den Internisten zurückschickte. (Wir haben die Krankengeschichte auf Grund des Textes und nicht der Diagnose in unser Ausgangsmaterial aufgenommen.) Das Verdauungsleiden besserte sich erst in ihrem 30. Altersjahr wesentlich, als die Patientin nach dem Tode ihres Vaters von ihrer Mutter wegzog. In den folgenden Jahren entwickelte sich bei ihr ein typisches Migräneleiden. Das Verhältnis zu ihrem Chef gestaltete sich bald intim, blieb aber für die Sekretärin zukunftslos, da der Chef verheiratet war. Lange Jahre blieb sie infolge ihrer Vereinsamungsangst in dieser unbefriedigenden Beziehung zu dem seinerseits recht schwierigen Mann hängen. In dieser Zeit arbeitete sie aber unablässig an ihrer philosophischen, religiösen und künstlerischen Bildung, z. T. in engem Kontakt mit nicht unbedeutenden Vertretern dieser Geistesgebiete. Ihr Lampenfieber überwand sie, indem sie als Violinistin auftrat. Ihre Studien und Übungen trugen dabei einen durchaus persönlichen, keineswegs bloß intellektualistischen Charakter, denn „gemeint" war mit all dem ihre innerste Lebensproblematik. Aber erst 39jährig tat sie einen ersten Schritt zur Befreiung: Sie verlobte sich mit einem Architekten, löste das Verhältnis zum Chef und wechselte ihre Stelle. Nach Kurzem fühlte sie selber das Künstliche ihres gewaltsamen Schrittes und löste die überstürzte Verlobung mit dem charakterlich ungeeigneten Mann wieder auf. Sie versank aber keineswegs in der zeitlebens gefürchteten Vereinsamung, sondern sie wurde nach ihrer eigenen wie nach der Schilderung ihrer Schwester viel geselliger, unterhielt vielseitige Beziehungen zu einem größeren Bekanntenkreis und wurde Mittelpunkt einer kleinen Menschengruppe, der sie durch ihre gereifte Persönlichkeit eine eigene Atmosphäre mitzuteilen vermochte. Auch heute noch stellt sich ab und zu ein Migräneanfall bei ihr ein, den sie über sich hinziehen läßt ohne mit ihm zu kämpfen. — Über ihre Kindheit spricht sie mit Trauer, aber ohne Korrektur und ohne Verbitterung. Daß der Psychiater damals mit ihr nichts anzufangen gewußt hatte, bedauert sie zwar, indem sie heute einen klaren Einblick in ihre damalige schwere Persönlichkeitsstörung hat. Sie räumt aber ohne Ressentiment ein, daß sie mit ihrer vollendeten Verschlossenheit dem Arzt die Arbeit nicht gerade erleichtert hat und sie weiß auch, daß sie in den späteren Jahren noch oft Gelegenheiten, ja Ratschlägen zur nervenärztlichen Behandlung begegnet ist, ohne in ihrem hochgespannten Stolz und zwiespältigen Selbständigkeitstrieb auf so etwas einzusteigen. Von diesen früheren Eigenschaften sind freilich heute nur die kultivierten Umgangsformen und die souveräne Körperhaltung übriggeblieben. Die Bewegungen der befreiten Persönlichkeit sind sicher und gelöst, ihre Stimme ist warm und wohlklingend; was sie sagt, ist bei aller Vielseitigkeit der Interessen aus einer ruhenden Mitte heraus gesprochen und wenn sie hinhört, scheint sie etwas zu gewärtigen, was sich an ihre Mitte wendet.

Das Erlebnis von Fülle und Geist, den das Gespräch mit dieser Frau hinterlassen hat, ist nicht das Resultat ihrer Wissensbildung.

Wir erinnern uns desselben Eindruckes innerer Schönheit bei einem pensionierten Straßenbahn-Kondukteur, der ein etwas schwerfälliger Bauernbub gewesen war und der später auf die hektischen Betriebsverhältnisse seines Arbeitsplatzes aus einer Beeinträchtigungseinstellung heraus organneurotische Beschwerden entwickelt hatte. Er blieb aber innerlich ein durch und durch rechtschaffener Mann, richtete sich an seinen Familienvaterpflichten wieder auf und denkt heute heiteren Herzens und ohne Groll an die bestandenen Prüfungen zurück.

Nicht selten scheinen besonders nachhaltige Heilungen nach schweren Schicksalskrisen einzutreten, falls die getroffene Persönlichkeit über eine entsprechende Tragfähigkeit verfügt:

Wir denken z. B. an eine aufrecht in ihrem Sessel thronende Großmutter, die uns freundlich empfing und die ihre um sie spielenden Enkelkinder während unseres Gesprächs mit wenig Worten und Handbewegungen geschickt zu dirigieren verstand. Sie hatte einst in den ersten Jahren einer problematischen Ehe Anfälle von unstillbarem Erbrechen durchgemacht und war später an Ekzem der Hände, an Abdominalkoliken und Schlafstörungen erkrankt. Noch um ihr 50. Altersjahr herum lastete die ganze Sorge um die Familie auf ihr, da ihr Mann sich jahrelang mit einer schweren Unfallneurose ins Bett legte. Erst seit dieser Zeit hat die Frau jene unwiderstehlich heitere und ruhige Bestimmtheit erworben, der nicht nur die Enkelkinder zutraulich gehorchen, sondern die auch dem erwachsenen Gesprächspartner gleichzeitig Respekt und ein gastliches Gefühl einflößt.

Wie über die Ungeheilten, so besitzen wir auch über die 23 Geheilten in etwa der Hälfte der Fälle zureichende Angaben über die *prämorbide Persönlichkeit*. Hier wird nun der Unterschied gegenüber den Ungeheilten sehr deutlich: Die später Geheilten waren meistens reichhaltige, initiative, mutige und begabte Persönlichkeiten, sie waren das Gegenteil der „matten" Charaktere, welche sich so auffällig unter den Ungeheilten häufen. Der Eindruck, daß im Laufe des Lebens „denen gegeben wurde, die hatten", war unwiderstehlich.

Ein schwer zu schildernder Persönlichkeitsgehalt scheint überdies gewisse geheilte Neurotiker von den meisten seit jeher Gesunden zu unterscheiden. Es ist, wie wenn die von so schweren Gleichgewichtsstörungen Geheilten in sich ein magnetisch ausstrahlendes Zentrum tragen würden, das bei den Menschen ihrer Umgebung unwiderstehlich als ordnende Kraft wirkt und das in seiner Unzerstörbarkeit auch von fremden Leuten oft geahnt und gesucht wird. Den inneren Zustand der Geheilten lediglich am Ausmaß ihres Glücksgefühls messen zu wollen, wäre verfehlt. Ihr Leiden scheint keineswegs immer abgetan und von der Person subtrahiert, sondern ihre Schmerzen sind in sie eingebaut wie die Speichen in ein Rad, dessen Peripherie sie mit der Mitte fest und in gleichmäßigem Abstand verbinden.

## 8. Kapitelanhang: Neurose als Fehldiagnose

Wir widmen diesem Thema nur deshalb einen eigenen Abschnitt, weil einige Autoren Alarmierendes über die Häufigkeit solcher Fehldiagnosen berichten, insbesondere bei *nicht-psychiatrischem* Krankengut:

DENKER[2, 3] fand bei rund 30% seiner nach über 5 Jahren kontrollierten neurotischen Kassenpatienten der ärztlichen Allgemeinpraxis die Manifestation chronischer nicht neurotischer Krankheiten, meist innerhalb des ersten Jahres nach der Stellung der „Neurosen"-Diagnose. Die Hälfte davon betreffen freilich Psychosen, und hier dürfte es sich wohl meist weniger um belangvolle Fehldiagnosen handeln als um terminologische Unklarheiten, wie sie durch das routinemäßige Ausfüllen der Krankenscheine gefördert werden. Der immer noch erhebliche Rest von 15% betrifft aber eindeutig körperliche Krankheiten wie Hirnkrankheiten, Herz-, Lungen-, Nieren-, Gallenleiden und Carcinome. Diese Krankheiten dürften zum größten Teil die Symptome produziert haben, die anfänglich zur Neurosendiagnose führten, während seltener die Körperkrankheit sich unabhängig von der neurotischen Symptomatologie eingestellt haben wird.

Comroe[27] berichtet über Nachforschungen bei 100 „neurotischen" Patienten einer Medizinischen Klinik durchschnittlich 8 Monate nach der Entlassung. Der Autor mußte in 24 Fällen gesicherte Diagnosen von Körperkrankheiten feststellen, die inzwischen hinter den „neurotischen" Beschwerden erkannt worden waren. Der Autor gibt eine aufschlußreiche Liste dieser Krankheiten.

Friess u. Nelson[32] untersuchten 269 Neurotiker einer Medizinischen Klinik nach 5 Jahren und fanden 8% fehldiagnostizierte Körperkranke.

Demgegenüber fällt auf, daß die *psychiatrischen Nachuntersucher*, vor allem die in der Einleitung erwähnten, auch bei gründlicher Untersuchung nur sehr selten körperliche Krankheiten als Ursache der neurotischen Beschwerden ihrer Kranken zutage förderten, obwohl sie oft dieser Frage besondere Aufmerksamkeit schenkten. Die Ursache für diesen Unterschied dürfte erstens darin zu suchen sein, daß der klinische und poliklinische Psychiater in der Regel nur solche Kranke mit körperlichen Beschwerden zugewiesen bekommt, die medizinisch bereits eingehend untersucht worden sind und daß zweitens ein guter Teil seiner Patienten Psychoneurotiker ohne körperliche Beschwerden sind.

Natürlich fragt es sich, was man überhaupt als „Fehldiagnose" bezeichnen will. Im *eigenen Material* sind 2mal eindeutige und wesentliche körperliche (neurologische) Hauptursachen neurotischer Reaktionen übersehen, ja ausdrücklich abgelehnt worden, und zwar beide Male vor allem vom somatisch voruntersuchenden Kliniker. (Es handelte sich um die beiden Hysterikerinnen mit Hirntumor bzw. spinaler Muskelatrophie, s. S. 47.) Dies sind die beiden einzigen Fälle, die wir als eigentliche Fehldiagnosen betrachten. Ob man die Magenneurotiker, die später ein ulcus bekamen und die vielleicht damals schon eines hatten, als Fehldiagnostizierte betrachten will oder nicht, ist Ermessenssache. Die beiden später ausgebrochenen Schizophrenien sind unseres Erachtens damals nicht übersehen worden, sondern sie waren bei der Erstuntersuchung noch nicht „vorhanden" und damit auch noch nicht erkennbar.

*Kapitelzusammenfassung*

Bei der Beurteilung der *Ausgänge* haben wir nicht bloß die umschriebenen Symptome, sondern auch die *Entwicklung der Gesamtpersönlichkeit* zu berücksichtigen versucht. Dabei haben wir gut die Hälfte der Probanden als gebessert und je knapp ¼ als ungebessert bis verschlechtert bzw. als geheilt beurteilt.

Mit Ausnahme der (statistisch vielleicht zufälligen) überdurchschnittlich günstigen Persönlichkeitsentwicklungen bei den neurotisch Depressiven haben wir keine wesentlichen Unterschiede in Bezug auf die Langstreckenprognose für die Träger der verschiedenen Syndrome gefunden. Das Überwiegen der Frauen bei den Verschlechterungen ist die Folge der 4 Suicide und der 2 verschlimmerten Krankheitssuchten. Der Typus der „hysterisch" Krankheitssüchtigen wird besonders dargestellt. Die weiblichen Verläufe zeichnen sich allgemein durch größere Farbigkeit aus. Bei den chronischer verlaufenden Syndromen wie z. B. den Angst- und Zwangsneurosen bringt die zweite Lebenshälfte oft eine *Milderung* mit sich. Diese Milderung scheint nicht durch Abspaltungen oder Verdrängungen zustande zu kommen, sondern ihr Gegenstück in der gesunden Altersmilde zu haben. Die *Prognosen* wurden durch die Erstuntersucher meist zu ungünstig gestellt, was auch andere Nachuntersucher gefunden haben und was sich psychologisch erklären läßt.

Mit aller Deutlichkeit zeigte sich die *große Bedeutung der prämorbiden Persönlichkeit* für den Ausgang der Neurosen: Unter den ungünstigen Ausgängen häuften sich eindeutig schwächliche und matte, unter den Geheilten energiereiche und begabte Menschen.

Bei den Gebesserten finden sich häufig *neurotische Reidualzustände*, welche einerseits den Vergleich mit den schizophrenen Defektzuständen, anderseits mit gewissen seelischen Alterserscheinungen bei „Gesunden" nahelegen. Meist kann die Residuenbildung mit den Stichworten „Komplexabspaltung" oder „Vorbeileben" gekennzeichnet werden; es gibt aber beliebig viele andere Typen. Äußerlich fallen an diesen Menschen oft gewisse Manieren, Gefühlshemmungen oder Verbitterungen auf. (Die Verwandtschaft der neurotischen Residuenentwicklungen mit den schizophrenen Defektbildungen bedeutet natürlich keine psychopathologische und prognostische Wesensgleichheit der beiden Krankheitsgruppen: Wahn! Demenz!) Oft geht mit der Residuenbildung noch im Erwachsenenalter eine Korrektur der Kindheitseindrücke einher, meist im Sinne der Retouchierung zur Norm. — Beim Studium der Residualzustände zeigt sich die beschränkte Bedeutung von Besserungsmerkmalen, die nur die äußere soziale Anpassung betreffen, und die schwere Faßbarkeit und Vieldeutigkeit von jenen anderen Besserungsmerkmalen, die sich auf tiefere menschliche Werte beziehen möchten. Dennoch haben wir versucht, die *Eigenart der geheilten Persönlichkeiten* und ihre starken menschlichen Wirkungen auf ihre Umgebung zu schildern.

Im Anhang wird das Problem der *Neurose als Fehldiagnose* an Hand der Literatur diskutiert. Das eigene Material enthält zwei vom internistisch-neurologischen Voruntersucher und von unserer Poliklinik übersehene neurologische Leiden, die hysterische Reaktionen hervorgerufen hatten.

## IX. Die Identität der prognostischen Besserungskriterien für Neurosen und endogene Psychosen: Versuch einer allgemeinen psychiatrischen Prognostik für nicht körperlich begründbare Seelenstörungen

Jedes Lehrbuch der Psychiatrie enthält eine Darstellung der bekannten und gesicherten Prognostik der endogenen Psychosen. Hier beziehen wir uns einfachheitshalber auf eine neuere Zusammenfassung der Schizophrenieprognostik von LANGFELDT[161], wo auch eine Literaturübersicht zum Thema zu finden ist. Die in dieser Übersicht niedergelegten Erfahrungsgrundsätze wollen wir der Reihe nach mit unseren an neurotischem Krankengut gewonnenen Verlaufsregeln vergleichen, soweit unsere kleinen Probandenzahlen solche Regeln und Tendenzen erkennen ließen.

*Regel über die prämorbide Persönlichkeit*

1. Für die Schizophrenieprognose gilt: Günstig ist eine emotionell und intellektuell gut entwickelte *Persönlichkeit,* ungünstig das Gegenteil.

Neurosenprognose: Nach allem, was wir im letzten Kapitel ausgeführt haben, halten wir es für erwiesen, daß dieser Satz auch für die Neurotiker seine volle Gültigkeit hat. Unser Material enthält zwar keine Debile, aber viele intellektuell Stumpfe und Unbegabte, deren Gefährdung mit schweren Residuenbildungen und mit Verbitterung besonders groß war. Die Bedeutung der emotionellen Entwicklung war womöglich noch größer. Insbesondere erwies sich Gemütswärme, Initiative und jede Art von Begabung als heilbringend.

*Regel über die Art des Beginns der Störungen*

2. Für die Schizophrenieprognose gilt: Günstig ist *akuter* Ausbruch, ungünstig *schleichender* Beginn der Symptome.

Neurosenprognose: Wir haben wiederholt darauf hingewiesen, daß wir nur bei rund der Hälfte unserer Probanden zuverlässige Angaben über den Beginn der Störungen besitzen. Das S. 52f. über die Erinnerungsumbildungen der Angstkranken Gesagte gilt natürlich auch für die anderen Neurotiker („Kausalitätsbedürfnis", instinktive Ablehnung des „Schleichenden"). Kontrollieren wir unser Material mit diesen Vorbehalten, indem wir uns nur auf die einigermaßen zuverlässigen Anamnesen stützen, so erweist sich die für die endogenen Psychosen seit langem gesicherte Regel über die Bedeutung des Krankheitsbeginns als ebenso gültig für die Neurosen. Und zwar gilt sie sowohl für die einzelnen Patienten wie auch für ganze Syndromgruppen. Zum Beispiel pflegen die oft akut und perakut ausbrechenden Hysterien einen episodischen oder phasisch-intermittierenden Verlauf zu zeigen. Bei den Depressionen führt die mehr oder weniger akut durchbrechende Verzweiflung häufiger durch eine Krise zu einem neuen gesunderen Gleichgewicht als die allmählich zunehmende Verdrossenheit. Ähnliches gilt für die Angst: Überflutet sie den Kranken nur im Zusammenhang mit einer hysteriformen Krise, so kann eher auf ihr völliges Abflauen gehofft werden, als wenn sie schleichend aus einer allgemeinen Ängstlichkeit hervorwächst. Die letztere Entstehungsart scheint nach unseren Erfahrungen auch für die besonders chronischen Hypochondrien die Regel zu sein. Ebenso ist es für den Verlauf der Neurasthenien von Bedeutung, ob die Symptome mehr einen plötzlichen „Nervenzusammenbruch" darstellen oder ob eine seit je bestehende Erschöpfbarkeit allmählich zunimmt, wie dies nicht selten der Fall ist.

Unternehmen wir den etwas fragwürdigen Versuch, die Neurosenverläufe graphisch darzustellen und richten wir dabei unser Augenmerk besonders auf die Steilheit der an- und absteigenden Wellenschenkel, so können wir unsere Regel auch folgendermaßen formulieren: Die Neurosenkurven lassen eine Tendenz zur Beibehaltung ihrer individuellen Wellenform erkennen.

*Regel über Affektivität und Besonnenheit*

3. Für die Schizophrenieprognose gilt: Günstig ist die Kombination der schizophrenen Gedanken-, Gefühls- und Selbstempfindungsstörungen sowie des wahnhaften und halluzinatorischen Erlebens mit starken depressiven, angstvollen oder maniformen Verstimmungen oder mit Benommenheit vom psychogenen oder

organischen Gepräge; prognostisch ungünstig sind dieselben schizophrenen Symptome, wenn sie bei voll erhaltener *Affektruhe und Besonnenheit* auftreten oder wenn sich gar Anzeichen vom Erlöschen des emotionellen Lebens finden.

Neurosenprognose: Die obigen Sätze gelten fast wörtlich für die Verhältnisse bei den Neurotikern. Es sei z. B. an die günstige Symptomprognose der hysterischen Dämmerzustände erinnert, die selten länger als einige Tage dauern. Kombiniert sich dagegen die hysterische Symptomatologie mit der bekannten „belle indifférence", ist schon eher mit längerem Andauern der Symptome zu rechnen, wenn diese sich auch dank ihres meist akuten Auftretens und ihrer Gebärdennatur selten definitiv festsetzen werden.

Wenn am „günstigen Ende" der Syndromenreihe im großen Ganzen die Hysterie stehen mag, so können wir ans andere Ende die chronischen Hypochondrien stellen. Diese Störungen nähern sich ja besonders oft dem Bilde des besonnenen Wahns. Es ist oft mehr ein skurriles Interesse, das sie nährt, als ein lebhafter, bewußter Affekt. Dort anderseits, wo die hypochondrischen Befürchtungen lediglich im Rahmen einer Depression auftreten (was in unserem Material freilich nur 1mal vorgekommen ist), scheint ihre Prognose weit besser zu sein. Es macht sich hier offenbar derselbe prognostische Unterschied geltend, den wir vom Vergleich schizophrener und endogen depressiver hypochondrischer Wahnbildungen her kennen. Ähnliche Zusammenhänge wird man vielleicht finden, wenn man die zwangsneurotischen Verläufe daraufhin ansieht. Auch die Neurasthenien verlaufen im allgemeinen um so günstiger, je näher sie den Depressionen stehen.

Im Widerspruch zu der angeführten Regel scheint zunächst der meist chronische Verlauf der Angstneurosen zu stehen. Denn von der Angst möchte man nicht behaupten, daß sie „besonnen" sei. Die nähere Betrachtung der chronischen Angstneurotiker zeigt indessen, daß zwar nicht die Angst selber, wohl aber die Haltung der Kranken gegenüber der Angst erstaunlich besonnen ist. Die Patienten kennen „ihre Angst" als etwas längst Gewohntes. Es handelt sich bei ihnen meist mehr um eine andauernde Angstbereitschaft als um ein ununterbrochenes Angstgefühl. Während das jeweils aufsteigende Angstgefühl — im Gegensatz zu einer Depression — beeinflußbar und unstet ist und auf eine Handlung, ein Wort, ja einen Gedanken hin wieder in sich zusammenfallen kann, bleibt sein Hintergrund, die ständige Angstbereitschaft, hartnäckig bestehen. Eine Depression ist demgegenüber eine viel einheitlichere, nachhaltigere und konstantere Verstimmung. Auch von der alles überschwemmenden und durchdringenden psychotischen Angst etwa einer akuten Katatonie unterscheidet sich die neurotische Angst meist nicht nur graduell, sondern auch durch ihr flackeriges Wesen. Offensichtlich gilt hier dasselbe wie bei den Hypochondern: Dort, wo die neurotische Angstbereitschaft, etwa in Form einer festgefahrenen Phobie, sich dem „besonnenen Wahn" oder der „stereotypen Manier" annähert, ist die Prognose besonders ungünstig. Dies hat sich in unserem Material wie auch z. B. bei den Angstkranken von HARRIS[8] deutlich gezeigt.

### Zusätzliche Regeln

Während man die angeführten Faktoren der 3 prognostischen Grundregeln teils in die Persönlichkeit, teils in die Krankheit der Patienten zu verlegen geneigt ist, führt LANGFELDT noch 2 Punkte an, die mehr die Umwelt betreffen:

4. Günstig sollen erkennbare äußere auslösende Faktoren sein.

Dies würde z. B. für das Gros der Hysterien gelten. — Aber ganz abgesehen davon, daß erfahrenste Kliniker an der prognostischen Brauchbarkeit dieser Regeln zweifeln, fragen wir uns, ob nicht die „Nachweisbarkeit" der äußeren Faktoren ebensogut die Folge der Akuität des Ausbruchs sein kann wie umgekehrt (rezente, kurze, leicht zu explorierende Zeitspanne der Anamnese!). Auch hängt der Nachweis der „auslösenden Faktoren" genau wie die Erhellung einer Psychogenese in erster Linie von der Untersuchungsgründlichkeit ab. Auf alle Fälle implizieren wir dort, wo wir von „Auslösung" sprechen, schon den mehr oder weniger akuten Beginn der Symptome, und dies ist wohl der Kern dieser 4. Regel, die sich damit als mit der 2. verwandt erweist.

5. Günstig sind gute Milieuverhältnisse vor und nach Ausbruch der Krankheit.

Dies ist eine Regel, die wohl für alle chronische Krankheit und jedes Leid gilt. Sie beeinflußt wohl nicht so sehr die Grundformen der Verlaufskurven und noch weniger die Symptomwahl, als vielmehr die Schwere, mit der die Symptome sich subjektiv und objektiv auswirken, und die Förderung oder Hemmung der heilenden Kräfte (vgl. unseren Schlußabschnitt über die „Äußeren Einflüsse" im Kapitel VII). Diese Regel ist übrigens nahe verwandt mit der ersten, wenn man an die Wechselwirkung von Persönlichkeit und Milieu denkt. Sie umfaßt nicht viel mehr und nicht viel weniger als die Banalität (oder die Weisheit), daß aus dem Guten das Gute, aus dem Schlimmen das Schlimme hervorzugehen pflegt.

### Der allgemeine Charakter dieser Regeln

Rückblickend ergibt sich, daß die 3 zentralsten prognostischen Regeln für die endogenen Psychosen *wörtlich* auch für die Neurosen gelten. Es scheint sich hier nicht um etwas nur für die endogenen Psychosen allein Gültiges oder gar Spezifisches zu handeln, sondern um *umfassende Regeln über die psychischen Entwicklungen überhaupt*, um Regeln, die der gesamten Psychiatrie angehören. Etwas schlagwortartig kann man auch formulieren: Die verschiedenen Gruppen der Neurosen und der endogenen Psychosen haben verschiedene Prognosen, aber eine gemeinsame Prognostik. Natürlich haben alle diese Regeln nicht Gesetzes-, sondern Wahrscheinlichkeitscharakter. Auf alle Fälle scheint es aber nicht so zu sein, daß die Neurosen völlig unvoraussehbar, regellos und ausschließlich gemäß einmalig-individuellen Gegebenheiten verlaufen.

Wir sprechen übrigens in diesem Abschnitt mit Absicht nicht bloß von der Schizophrenieprognose, sondern von der Prognose der endogenen Psychosen insgesamt. Die als „manisch-depressives Kranksein" aus dem Gesamtgebiet der endogenen Psychosen ausgesonderten Krankheiten folgen den genannten Regeln ja nicht weniger. (Vgl. z. B. LUNDQUIST[163], KINKELIN[157].)

Historisch und sachlich noch richtiger ist es vielleicht, wenn wir diese Zusammenhänge so formulieren: Die klassische Psychiatrie fand beim Studium der nicht körperlich begründbaren Seelenstörungen, die ihr zu langfristiger Beobachtung zugänglich waren (und das waren fast nur die hospitalisierungsbedürftigen Geisteskranken) gewisse prognostische Regeln. Diese Erfahrungsregeln wurden, den allgemeinen sprachlichen und gedanklichen Gewohnheiten entsprechend, als bipolare Komparativsätze formuliert: „Je prämorbid gesunder, je akuter und je verstimmter und verwirrter, um so günstiger — je prämorbid abnormer, je schleichender und je gleichmütiger und besonnener, um so ungünstiger." Auf Grund dieser Regel war es naheliegend, die nicht körperlich begründbaren Psychosen in 2 Hauptgruppen einzuteilen, die den beiden Polen des Satzes entsprachen. — Das Bewußtsein, daß es sich dabei nicht um Krankheitseinheiten, sondern um Typen handle, ist in der Psychiatrie keineswegs verloren gegangen. So spricht z. B. KURT SCHNEIDER bei der Unterscheidung „der beiden" endogenen Psychosen nicht von Differentialdiagnose, sondern von *„Differentialtypologie"*.

Die genau gleiche Differentialtypologie läßt sich nun auch auf die Neurosen anwenden und man könnte (wenn man wollte, wenn die Einteilung nach Zustandsbildern sich nicht schon lange eingebürgert hätte und wenn das Fehlen des Ausgangs in Demenz dieser Differentialtypologie bei den Neurosen nicht einiges von ihrer praktischen Gewichtigkeit wegnähme) ohne weiteres auch die Neurosen in „zwei" Haupttypen nach dem Vorbild der endogenen Psychosen einteilen. Einschränkend ist dazu lediglich zu bemerken, daß die ausgesprochen cyclischen Verlaufskurven in unserem hiesigen Krankengut selten sind und daß an ihrer Stelle als Gegensatz zu den gleichförmig-chronischen Verläufen mehr episodische oder phasisch-intermittierende Verläufe mit Syndromwandel vorherrschen.

Ergänzend sei noch darauf hingewiesen, daß die beiden ersten unserer prognostischen Regeln, namentlich diejenige über die Akuität des Beginns, nicht nur auf dem Gebiet der Psychatrie, sondern auch auf dem der *körperlichen Krankheiten* ihre Entsprechungen zu haben scheinen. Eine Illustrierung dieser Hypothese würde allerdings den Rahmen dieser Arbeit überschreiten. Ähnliches dürfte in Bezug auf alle 3 Regeln für den Bereich der „normalen" psychischen Entwicklungen und Reaktionen gelten, wenn sich auch dieses grenzenlose Gebiet bis heute kaum einer empirisch-wissenschaftlichen Bearbeitung erschlossen hat.

Zweifellos kennt die Lehre von den endogenen Psychosen *zusätzliche prognostische Regeln*, die wir an unserem kleinen neurotischen Krankengut noch nicht haben prüfen können. Hier wären etwa die Einflüsse der akromegaloiden Konstitution oder der maskulinen Stigmatisierung bei Frauen zu erwähnen (M. BLEULER[138], S. 348). Es wäre ebenso interessant, solchermaßen stigmatisierte Neurotiker nachzuuntersuchen, wie es schwierig sein dürfte, genügend viele von ihnen zu finden.

### *Spätneurose und Spätschizophrenie*

Eher gelingt ein Vergleich der spät beginnenden Neurosen mit den *Spätschizophrenen*, deren Besonderheiten M. BLEULER[137] herausgearbeitet hat. Für uns kommt hier als allenfalls vergleichbar in Betracht, daß die nach dem 40. Altersjahr auftretenden Schizophrenien mehr paranoide und weniger hebephrene Bilder zeigen und vor allem, daß sie häufiger als die früher beginnenden Schizophrenien chronisch gradlinig zum Defekt (aber seltener zur schweren Demenz) verlaufen. — Nach der Durchsicht unserer Tabellen des Kapitels VII müssen wir uns zwar außerstande erklären, die Besonderheiten der spätneurotischen Störungen in Maß und Zahl zu fassen, schon wegen ihrer Seltenheit: Nur 10% unserer Männer und 8% unserer Frauen zeigten erst nach dem 40. Altersjahr deutliche neurotische Symptome. (Die entsprechende Ziffer für die Schizophrenen beträgt nach M. BLEULER 15%.) Andere Autoren haben ebenfalls keinen deutlichen Einfluß des Ersterkrankungsalters auf die Prognose gefunden (z. B. EITINGER[5],

HARRIS[8], MÜLLER[13, 15]. Auch z. B. die Dauer der hysterischen Phasen ist in unserem Material (in Übereinstimmung mit LJUNGBERG[10]) nicht eindeutig altersabhängig.

Trotzdem drängt sich uns bei der Durchsicht der Krankengeschichten der Eindruck auf, daß die spät sich manifestierenden Neurosen häufiger zu gleichförmigen als zu phasischen Verläufen tendieren und daß sie seltener zu schweren Persönlichkeitsveränderungen führen (letzteres wohl schon deshalb, weil die Persönlichkeit des älteren Menschen sich besser stabilisiert hat). Sie scheinen also, ähnlich den Spätschizophrenien, *weniger abwechslungsreich zu verlaufen*. Fragt man freilich nur nach der generellen „Günstigkeit" der Prognose, wie dies in der Literatur meist getan wird, müssen diese Besonderheiten (die sich übrigens, wie bei den Spätschizophrenien, in Bezug auf „Günstigkeit" gegenseitig aufheben) natürlich der Beobachtung entgehen. Auch wir müssen wiederholen, daß wir unseren Eindruck der relativen Gleichförmigkeit der Spätneurosen nicht beweiskräftig belegen können, sondern daß wir ihn höchstens an Hand der ausführlichen Kasuistik zu illustrieren vermöchten, was hier zu weit führen würde. Ob im übrigen dieser Eindruck mehr bedeutet als die Binsenwahrheit, daß es bei gesetzteren Jahren eben nicht mehr so lebhaft zugeht wie in der Jugend (womit denn wieder der Anschluß an das normale seelische Altern und an die körperlichen Altersbresten hergestellt wäre), möchten wir dahingestellt sein lassen. —

Nachdem wir gesehen haben, daß die Prognostik der endogenen Psychosen in Bezug auf günstige und ungünstige Verlaufskriterien nicht viel enthält, was nicht auch für die Neurosen gelten würde, haben wir uns noch umgekehrt zu fragen, ob es etwa bei den Neurosen Verlaufsregeln gebe, die aus dem Rahmen der bisher geschilderten gemeinsamen Prognostik herausfielen. In erster Linie denken wir hier an jene *Sukzessionsregel*, die zwar nicht die Besserungstendenz, wohl aber den neurotischen Syndromwandel betrifft und die wir vor allem bei unseren Hysterikerinnen als Wandel „von der Gebärde zur Beschwerde" formulierten. Dergleichen hat sich bisher den Beobachtern der endogenen Psychosen nicht aufgedrängt, wenn man nicht gewisse Eigenarten der schizophrenen Defekt- und Demenzbildung (und auch der manisch-depressiven Defektbildung) in diesem Lichte sehen will. Vielleicht wäre es von Interesse, die häufigen wellenförmig verlaufenden Schizophrenien auf Analogieerscheinungen zu unserer Sukzessionsregel zu untersuchen: sind auch hier die früheren Schübe mehr von der „Gebärde", die späteren mehr von der „Beschwerde" getönt?

Wir haben in diesem Kapitel viel von der inneren Verwandschaft, ja der Identität von neurotischer und endogener Besserungs-*Prognostik* gesprochen. Es dürfte nicht überflüssig sein daran zu erinnern, daß wir damit nicht eine Gleichheit der *Prognose* meinen, was angesichts der schizophrenen Demenz absurd wäre. Prognostische Regeln über die endogenen Psychosen, in denen Worte wie „Wahn" und „Demenz" vorkommen, kann man selbstverständlich nicht wörtlich auf die Neurosen übertragen — Regeln, in denen diese Begriffe fehlen, scheinen diese Übertragung meist zu gestatten.

### *Kapitelzusammenfassung*

Die wichtigsten prognostischen Regeln für die endogenen Psychosen lassen sich bekanntlich folgendermaßen zusammenfassen: „1. je gesunder die prämorbide Persönlichkeit, 2. je akuter der Krankheitsbeginn und 3. je weniger besonnen das

Zustandsbild, um so günstiger ist die Prognose, und umgekehrt." Dieser Satz gilt wörtlich auch für unsere neurotischen Kranken: ad 1. s. Kapitel VIII. — ad 2.: akut ausbrechende Hysterien neigen zu episodischem oder phasisch-intermittierendem Verlauf und zu Symptomheilung, schleichend beginnende Angstneurosen und Hypochondrien zu gleichförmig-chronischem Verlauf; derselbe Gegensatz gilt auch innerhalb der Syndrome, z. B. innerhalb der Depressionen und Neurasthenien. Anders ausgedrückt: Der individuelle Neurosenverlauf zeigt in seiner Kurve eine Tendenz zur Konstanz der Wellensteilheit. — ad 3.: Bewußtseinsgetrübte und bewußtseinsveränderte hysterische Dämmerzustände pflegen kürzer zu dauern als Konversionssymptome mit „belle indifférence"; depressiv motivierte Hypochondrien heilen wahrscheinlich mit der Depression ab, während besonnene, affektruhig „interessierte" Hypochondrien äußerst hartnäckig sind. Analoges gilt von den (häufigen) besonnenen Angstneurosen im Gegensatz zu den die ganze Stimmung durchdringenden Angstaufwallungen.

Es scheint auch, daß die Verläufe der Neurosen, die sich erst in der zweiten Lebenshälfte manifestieren, gleichförmiger und weniger bunt sind als die Verläufe der früher beginnenden neurotischen Störungen und daß die spätneurotischen Verläufe in dieser Beziehung den Spätschizophrenien ähnlich sind.

Die Zusammenfassung dieser Erfahrungen gibt Anlaß zur Bildung einer *gemeinsamen Besserungs-Prognostik für alle nicht körperlich begründbaren Seelenstörungen*.

Es wird die Frage aufgeworfen, ob auch die Sukzessionsregel für den neurotischen Syndromwandel („von der Gebärde zur Beschwerde") ihre Entsprechung auf dem Gebiet der endogenen Psychosen habe.

# X. Zur Psychotherapie

## 1. Übersicht über die durchgeführten Psychotherapien

| | m | w | total |
|---|---|---|---|
| *Erstbehandlungen in der psychiatrischen Poliklinik* . . . . . . . | 53 | 67 | 120 |
| 1. Einmalige Konsultationen . . . . . . . . . . . . . . . . . . . | 22 | 23 | 45 |
| 2. 2—4 in zeitlichem und therapeutischem Zusammenhang stehende Konsultationen . . . . . . . . . . . . . . . . . . . . . . . . . | 16 | 25 | 41 |
| *a) „Beratungen"* . . . . . . . . . . . . . . . . . . . . . . . | 38 | 48 | 86 |
| 3. 5—12 unregelmäßig und seltener als wöchentlich zustandegekommene psychotherapeutische Besprechungen . . . . . . . . . | 2 | 7 | 9 |
| 4. 13—124 unregelmäßige psychagogische Besprechungen . . . . | 2 | 4 | 6 |
| *b) „Unregelmäßige Psychotherapien"* . . . . . . . . . . . . . | 4 | 11 | 15 |
| 5. 5—12 ziemlich regelmäßig wöchentlich ein bis mehrmals durchgeführte psychotherapeutische Besprechungen . . . . . . . . | 4 | 2 | 6 |
| 6. 13—32 wie oben regelmäßig durchgeführte psychotherapeutische Besprechungen . . . . . . . . . . . . . . . . . . . . . . . . | 2 | 3 | 5 |
| 7. 4—30 mehr oder weniger regelmäßig aufeinanderfolgende Hypnosesitzungen . . . . . . . . . . . . . . . . . . . . . . . . . . | 5 | 2 | 7 |
| 8. 28stündige klassische Analyse . . . . . . . . . . . . . . . . . | — | 1 | 1 |
| *c) „Regelmäßige Psychotherapien"* . . . . . . . . . . . . . . | *11* | *8* | *19* |

| | | | |
|---|---|---|---|
| *Später in der psychiatrischen Poliklinik behandelte Patienten* . . . . | 15 | 24 | 39 |
| (Die Behandlungsdauern verteilen sich prozentual ungefähr wie oben, nur die Einzelkonsultationen sind etwas seltener) Von den Patienten der Erstbehandlungskategorien a) und b) kamen später zu einer regelmäßigen Psychotherapie analog c) . . . . | *2* | *2* | *4* |
| *Spätere nervenärztliche Behandlungen* . . . . . . . . . . . . . . | 8 | 9 | 17 |
| Wenige unregelmäßige Sitzungen . . . . . . . . . . . . . . . | 3 | 5 | 8 |
| Ca. 6—12 wahrscheinlich regelmäßige Sitzungen . . . . . . . . | 4 | 4 | 8 |
| Davon „regelmäßig Behandelte", die in unserer Poliklinik nie „regelmäßig" (analog c) behandelt wurden . . . . . . . . . . . . | *3* | *2* | *5* |
| Intensive mehrjährige Psychoanalyse . . . . . . . . . . . . . | 1 | — | 1 |
| *Spätere psychiatrische Hospitalisationen wegen neurotischer Störungen* (s. S. 26) . . . . . . . . . . . . . . . . . . . . . . | 5 | 8 | 13 |

Die Konsultationen der ersten beiden Rubriken, die wir willkürlich unter dem
Stichwort „Beratungen" in eine Kategorie zusammengefaßt haben, wurden in der
Regel weder vom Patienten noch vom Arzt als psychotherapeutische Behandlungen
aufgefaßt. Die Behandlungen der beiden folgenden Rubriken (Kategorie b) waren
dagegen fast immer mindestens vom einen der beiden Partner als Psychotherapie
gemeint. Zu einigermaßen planvollen und regelmäßigen Behandlungen kam es
indessen nur bei den Kranken der Kategorie c mit ihren 19 Fällen, also bei etwa
einem Sechstel aller Patienten. Zählen wir hierzu diejenigen Probanden der Rubriken a und b, bei denen später von unserer Poliklinik (4 Fälle) oder von einem Nervenarzt (5 Fälle) eine mehr oder weniger regelmäßige, wenn auch kurze Behandlung
durchgeführt wurde, so ergibt sich, daß 28 (Summe der kursiven Zahlen) oder *knapp*
*ein Viertel der Probanden im Laufe ihres Lebens psychotherapeutisch einigermaßen*
*mit mindestens 5 regelmäßig aufeinanderfolgenden Sitzungen behandelt worden sind.*
Zu einer eigentlichen analytischen Psychotherapie mit Bearbeitung (nicht bloß
mit Vorkommen) von Übertragung und Widerstand ist es nur zweimal gekommen.

*Eine auch nur annähernd zuverlässige Abschätzung von Erfolgsziffern ist unmöglich.* Aus der erheblichen zeitlichen Entfernung und durch unser grobes
„Jahresraster" betrachtet ist ein deutlicher Einfluß der Therapie auf den Symptomverlauf selten offenkundig, was den Erfahrungen anderer Autoren (z. B.
Denker[2], Miles[12], Wheeler[19]) entspricht. Der Wert der therapeutischen Bemühungen liegt auf einer anderen, der Statistik unzugänglichen Ebene.

## 2. Die Behandlungen im rückblickenden Urteil der Patienten

Ich habe alle Patienten gefragt, ob und wie man ihnen seinerzeit bei uns habe
helfen oder raten können, und wie es zum Abschluß der Behandlung gekommen
sei. — Dabei war bald zu spüren, daß die Antworten erheblich von der Einstellung
der Probanden dem Nachuntersucher gegenüber abhängig waren und daß man
mir je nachdem dasjenige zu sagen trachtete, wovon man annahm, daß es mir
Freude mache oder daß es mich verdrieße. Auch bei Berücksichtigung dieser
Tendenzen (die oft in Zusammenhang mit dem früheren Behandlungserlebnis
standen, also doch nicht bloße Fälschungen bedeuteten) gelangte ich zum Eindruck, daß etwa die Hälfte der Kranken mit ihrem damaligen Psychiater zufrieden

waren und daß etwa ein Viertel ihm ein dankbares Gefühl bewahrte. Die beiden Viertel der anderen Hälfte verteilten sich etwa auf solche, die keine deutlichen Erinnerungen mehr produzierten und auf Enttäuschte.

Eine Beeinflussung des subjektiven Therapieerfolges durch das *Alter* der Patienten scheint nicht zu bestehen. Auch in der Literatur wurde schon von ABRAHAM[130] und seither immer wieder (z. B. ROEDEL[80], GOLDFARB[63]) darauf hingewiesen, daß älteren Menschen durch Psychotherapie nicht weniger gut geholfen werden kann als jüngeren, sofern man die natürlichen und schicksalshaften Grenzen der alternden Lebensmöglichkeiten in Rechnung zieht.

Bemerkenswerter Weise konnte ich nur eine *geringe Abhängigkeit der Wertschätzung von der Dauer der Behandlung* finden. Zwar häufen sich unter den Erinnerungen an die Einzelkonsultationen natürlich die indifferenten Urteile, das Verhältnis von anerkennenden zu ablehnenden Urteilen nimmt aber mit der Intensität der Behandlungen nur wenig zu. Auch hier war ich gelegentlich überrascht vom Ausmaß der Verdrängung, der gewisse Patienten ihre Therapie-Erinnerungen unterzogen hatten. So behauptete ein nicht organisch veränderter pensionierter Buchhalter, welcher wegen seiner Eiaculatio praecox während 3 Jahren in 98 Sitzungen vom selben Psychiater psychotherapeutisch und medikamentös behandelt worden war, bedauernd aber seelenruhig: Er sei höchstens 2- oder 3mal wegen leichter Schwäche bei uns gewesen und könne sich an jenen Arzt nicht mehr erinnern. Auf der andern Seite stehen Fälle wie jener Gärtner, welcher uns für den anläßlich einer Einzelkonsultation gegebenen Rat zum Berufswechsel noch heute die wärmste Dankbarkeit bewahrt — und dies, obwohl (oder weil?) es sich damals mehr um die Bestärkung in seinem eigenen, noch zögernd gefaßten Plan durch uns als um eine neue Idee von uns gehandelt hatte.

In Bezug auf die einzelnen Syndrome ist mir nur die Häufigkeit negativer Urteile unter den Patienten mit *Magenbeschwerden* aufgefallen: „daß die Schmerzen im Bauch nicht seelisch sein können" war diesen Kranken, die über die „Seele" recht einfach zu denken pflegten, ebenso evident wie es dem Psychiater wahrscheinlich erschien, daß die Magenbeschwerden Ausdruck persönlicher Konflikte seien; was denn häufig dazu führte, daß die Kranken sich unverstanden fühlten und die Behandlung aufgaben. Diese Erfahrung, zusammen mit unseren Ergebnissen über die Häufigkeit der späteren Ulcuskrankheit, hat uns doch die Frage nahegelegt, ob diesen Kranken nicht besser vom Organ her begegnet werden sollte. Freilich wird sich auf diese Weise die Therapie ziemlich weitgehend derjenigen nähern, die aus Zeitnot nur mangelhaft durchführen zu können der Internist oft klagt: Es würde sich nämlich unter anderem darum handeln, die Tageseinteilung nach Arbeit, Mahlzeiten, Freizeit und Ruhe minutiös mit dem Kranken zu besprechen, des längeren auszuprobieren und zu regeln. Auf solchen Wegen gelingt es nach unserer Erfahrung auch eher, das Vertrauen dieser mißmutigen Kranken zu gewinnen, worauf eine tiefergehende Psychotherapie allenfalls erst möglich wird.

In Bezug auf die angewendeten Behandlungsverfahren nehmen die *Hypnosen* eine gewisse Sonderstellung ein. Hier fiel mir auf, daß unter den 7 ärztlicherseits als hypnotisierbar beurteilten Kranken nur ein einziger es über sich brachte, eine mäßige Bewußtseinsveränderung im Sinne der Schläfrigkeit zuzugeben, während alle andern, z. T. in krassem Widerspruch mit der Krankengeschichte, behaupteten, immer hellwach geblieben zu sein. Auch das Zugeben eines Heilerfolges trug bei diesen Probanden oft den Charakter eines Eingeständnisses, das die meisten nicht auf sich nehmen wollten. Es scheint oft, wie wenn die Kranken die Hypnose als einen Vergewaltigungsversuch empfunden hätten, dem nicht erlegen zu sein sie sich rühmten.

Gelegentlich war auch in anderen therapeutischen Situationen die Vorstellung vom *Psychiater als Inquisitor*, mindestens rückblickend, stärker als das Arzterlebnis. Ein keineswegs dummer Bankangestellter meinte, daß er „damals durch Hypnose auf Onanie geprüft worden sei", und eine Neurasthenica erinnerte sich folgendermaßen an den Rorschach-Versuch: „Ich habe aber wahrscheinlich alle Bilder richtig gesagt, denn der Arzt sagte, ich sei nicht schizophren und ließ mich wieder laufen." Eigentliche Verbitterung über die Therapie, die als beleidigend oder schädlich erlebt wurde („schließlich war ich weder verrückt noch hatte ich etwas gestohlen, daß man mich zum Psychiater schickte") fand ich indessen nur etwa ein halbes Dutzendmal, meist bei schweren Persönlichkeitsstörungen und allgemeiner Verbitterung.

Groß war auf der anderen Seite die *Dankbarkeit* der Patienten, die erlebt hatten, daß der Psychiater „für sie Zeit hatte". Empfangene *Zeit* scheint in der Sprache der Krankenkassenpatienten fast soviel zu heißen, wie „Selbstwerterhöhung", ja manchmal wie „nährende Liebe". Wo solche Erinnerungen bestanden, wurde eine allfällige Wirkung der Psychotherapie auf die Symptome kaum beachtet. Dem Erlebnis scheint an sich etwas Stärkendes innezuwohnen, welches das Gewicht der Beschwerden klein werden läßt.

Das eindrücklichste Beispiel dieser Art bot wohl jene hysterisierende Schneiderin mit der spinalen Muskelatrophie, über die wir schon auf S. 47 berichtet haben. Sie wurde damals während 75 Konsultationen, die sich über 2 Jahre verteilten, von ein und demselben Arzt psychotherapeutisch betreut. Dieser Arzt hielt die Kranke, deren neurologisches Leiden er ebensowenig sah wie die somatisch untersuchenden Kollegen, für eine unheilbare Hysterica — und sie hysterisierte auch wirklich massiv. Den Aufzeichnungen der Krankengeschichte ist zu entnehmen, daß die unveränderlich jammerige Patientin dem Arzt reichlich lästig gefallen ist. Es hätte bei der mimosenhaften Empfindlichkeit der Kranken eines ärztlichen Achselzuckens oder Stoßseufzers bedurft — und die mühsame Seele hätte die Poliklinik mit weiteren Besuchen verschont. Allein dieser Arzt hielt es für seine Pflicht, die Kranke schlecht und recht über Wasser zu halten, so lange es sich machen ließ, tat dies auch mit Erfolg und unterdrückte den entscheidenden Seufzer. — Bei meinem Besuch war die kachektische Patientin weit davon entfernt, ihrem Psychiater wegen des Übersehens der neurologischen Diagnose gram zu sein, sondern sie hat mir dankbare Grüße an ihn aufgetragen. Sie ist des unerschütterlichen Glaubens, daß er sie ernst genommen habe, worin sie sich nicht täuscht. Den konkreten Beweis dafür erblickt sie selber in den Ratschlägen des Arztes zum sachgerechten Einbinden ihrer Beine (die der Arzt für hysterisch gelähmt ansah). Wenn man sieht, wie sich die Kranke bei ihren Erinnerungen innerhalb der Möglichkeiten ihrer atrophischen Muskulatur in Eifer redet, kann man sich des Eindrucks nicht enthalten, daß sie noch heute von jenem für sie seltenen Erlebnis des Ernstgenommenwerdens zehrt.

An die *Gründe zum Behandlungsabbruch* konnten sich noch etwa je die Hälfte der unregelmäßig wie der regelmäßig Behandelten erinnern. In ungefährer Übereinstimmung mit den Angaben der Patienten von VERENA MIDDENDORP[11] waren Arztwechsel, Ferien oder Militärdienst des Arztes, Nutzen und Nutzlosigkeit der Behandlung die häufigsten Begründungen, denen wir begegnen. Freilich fehlte es auch nicht an allzumenschlichen Motiven: „Ich kam nicht mehr, weil die zu Hause es merkten und sagten, ich sei verrückt." — Motive, hinter deren vordergründiger Komik sich oft keine geringe Tragik verbarg.

## 3. Die intensiven Psychotherapien

Es zeigt sich an unserem Krankengut deutlich, daß die *Regelmäßigkeit* einer Psychotherapie viel eher ein Maß für ihre „Größe" oder Intensität abgibt als die Stundenzahl oder die durchschnittliche Stundendichte. Die Regelmäßigkeit des Erscheinens enthält vielleicht im zeitlich Großen dasselbe Prinzip, das die analytische Grundregel des „Alles-Sagens" im zeitlich Kleinen anstrebt: Nämlich, präsent zu sein unabhängig davon, ob es einen dazu drängt oder davor graust und sich unentwegt um jene Disziplin zu bemühen, welche allein Raum schaffen kann für Dasjenige, was im Widerwillen und Eigensinn stecken bleibt, solange man passende Stimmungen abwartet.

Freilich gibt es auch eine Regelmäßigkeit im Innehalten der Sitzungen, die nicht Überwindung und damit auch nicht Analyse des Widerstandes bedeutet, sondern die eher dem Verhalten eines Schwimmers über den Strom gleicht: der Haltsuche eines Menschen, der sich von einem Brückenpfeiler zum andern rettet, heilfroh über deren gleichmäßige Abstände. Gerade bei den schwer Kranken, die in Angst und Zwang unterzugehen drohen, ist diese Regelmäßigkeit sehr wichtig und auch verhältnismäßig leicht zu erreichen (ähnliche Beobachtungen teilt FRANK[142] mit). Es haben uns nicht wenige solche Kranke in verschiedenen Versionen davon erzählt, wie sie auf diese Weise ein oder mehrere Male das andere Ufer wieder erreichten — ungewandelt vielleicht, aber voll Hoffnungen und mit dem guten Gefühl eines überstandenen Trainings. Klinisch gesehen waren es hauptsächlich die wellenförmig verlaufenden Angst- und Zwangssyndrome, bei denen sich eine *stützende, ich-stärkende und erziehende Führung der Therapie* bewährte. Bei einem ursprünglich angst- und später zwangskranken Reisenden ließ sich durch das fleißige Üben einer standhaften Gehorsamsverweigerung gegenüber den Drohungen der Ängste sogar auf eindrückliche Weise die Macht der Zwänge aushöhlen, so daß der Patient den nicht geringen Triumph erlebte, während langer Jahre „der Stärkere" zu bleiben. So dramatisch und dämonisch ging es freilich in den wenigsten dieser Psychotherapien zu. Häufig war es eine viel mildere Art der Führung und der Anregung, die den Kranken weiterhalf. — Auf alle Fälle läßt sich sagen, daß mehr als die Hälfte der etwa 28 Patienten, die im Laufe ihres Lebens eine regelmäßige Psychotherapie erlebt haben, heute ihrem Psychotherapeuten ausgesprochen dankbar sind.

Bei etwa einem halben Dutzend unserer Kranken ist im Laufe ihres Lebens eine mehr oder weniger klassische Analyse versucht worden, die aber meist nicht planmäßig weitergeführt werden konnte. Bei der Mehrzahl dieser Behandlungen wurde kein nachhaltiges therapeutisches Ergebnis erreicht. Eine davon vermochte den seit langem drohenden Suicid, eine andere die sich ankündigende Allgemeinverbitterung nicht aufzuhalten. Es dürfte heute für den Nachuntersucher ebenso leicht sein, bei diesen Fällen die Fehlindikation zu erkennen, wie es damals für den behandelnden Arzt in seiner Gegenübertragung schwierig gewesen ist, sich ein zuverlässiges Urteil über die persönlichen Voraussetzungen zu bilden, die die Kranken in die Therapie mitbrachten. Jeder Psychotherapeut weiß zwar, daß die Indikation zur Analyse in einer Klientel, die ungefähr der Durchschnittsbevölkerung entspricht, selten gegeben ist. (Eine schöne Darstellung der soziologischen und psychologischen Aspekte bei der Indikationsstellung findet sich z. B. bei

Ruffler[175].) Und doch ist man immer wieder versucht, „das Bessere" tun zu wollen, — auch dort, wo das Bessere, wenn auch nicht der Feind, so doch der schlechtere Ersatz für das Gute ist. Und dieses Gute dürfte in den meisten Fällen eine einfachere Form der Psychotherapie sein, die auf die ungemein schweren analytischen Forderungen an den Patienten verzichtet, wenn sie gleich der Aufmerksamkeit und Disziplin des Arztes nicht weniger bedarf. — Wir haben nicht den Eindruck, daß in unserem Krankengut die Indikation zur Analyse oft übersehen worden ist oder daß an sich indizierte Analysen häufig an Zeit- oder Geldmangel gescheitert sind. Eher haben sich sogar einzelne analytisch orientierte Behandlungsversuche auf die Einstellung der Kranken ungünstig ausgewirkt.

Immerhin bleiben 2 Fälle, bei denen *psychoanalytische Behandlungen* mit wirklicher analytischer Bearbeitung (nicht bloß mit unbewußtem Geschehen oder Agieren) von Übertragung und Widerstand zu wertvollsten, auf anderen Wegen wohl nicht zu erreichenden Ergebnissen geführt haben.

1. (Fall 4 der Hysterieübersicht S. 43.) Eine tüchtige 35jährige Büroangestellte wurde von ihrem Hausarzt wegen Anfällen von Zittern, Steifwerden, Herzangst und Atemnot zu uns geschickt. Die Anfälle bestanden seit 8 Jahren und traten meist wöchentlich mehrmals und besonders nachts auf. Der Psychiater sah sich einem ernst blickenden, verhalten gefühlsstarken und intelligenten Mädchen gegenüber und schlug eine regelmäßige Psychotherapie vor. Die Patientin entgegnete, „sie habe zwar kein Vertrauen zu Spezialärzten" (Aufrichtigkeit!), akzeptierte aber den Vorschlag doch, weil sie gesund werden wollte. Anfänglich zeigte die Kranke große Widerstände gegen die Behandlung und wollte um jeden Preis ihre Anfälle mit dem Willen beherrschen lernen. Nach einiger Anleitung begann sie dennoch, ehrlich frei zu assoziieren. Den ausführlichen Notizen des Arztes ist zu entnehmen, daß sich ihre Anfälle nun auch in den analytischen Sitzungen einstellten, sobald die Kranke jeweils auf die unglücklichen Erinnerungen an ihre vor 10 Jahren aufgelöste Verlobung stieß. Noch während sie den Abschiedsschmerz von ihrem Erhofften nachzuholen hatte, rang sie sich schrittweise zum Erlebnis und zur Einsicht durch, daß dasjenige, was sie bei den Anfällen empfand, ihren Orgasmusgefühlen bei der Onanie entsprach. Unter schweren Widerständen, in denen sie immer wieder den Sinn der Analyse anzweifelte, erkannte und anerkannte sie endlich ihr ungestilltes sexuelles Liebesbedürfnis, das sie bisher schroff von sich gewiesen hatte. Von diesem Moment an traten die Anfälle nur noch selten auf, und wenn sie sich in den folgenden Jahren noch etwa meldeten, wurden sie von der Kranken in ihrem wahren Gehalt angenommen und ertragen. (Die leichte, praktisch kaum störende Pferdephobie der Patientin scheint in der Analyse keine Rolle gespielt zu haben, sie besteht auch heute noch unverändert.)

Noch zu einer anderen Einsicht hatte die Kranke unter der behutsamen Führung des Arztes den Weg zu finden: Die Selbstverständlichkeit ihrer bisherigen völligen Unterwerfung unter ihre Mutter geriet ihr ins Wanken. Einst hatte sie auf den Rückruf der kränklichen Mutter hin, die die Tochter im Haushalt benötigte, eine erfreuliche Stelle im Ausland aufgegeben und hatte auch gleich im eifersüchtigen Kampf der Mutter mit deren Schwiegertochter um die Pflege des todkranken Sohnes wider dunkles besseres Wissen die Partei der Ersteren ergriffen, bis der Bruder starb — worauf die Anfälle erstmals einsetzten. Auch jetzt noch wagte die Patientin nicht, an ihren freien Tagen die Mutter allein in der Stube sitzen zu lassen. Dies alles stellte sich der Patientin schmerzlich in Frage; und aus den Notizen des Anylytikers geht hervor, daß er, als die Analyse infolge der Symptomheilung zu Ende ging, auf eine befreiende Loslösung der Patientin von ihrer außerordentlichen Mutterbindung hoffte. — Allein es kam anders. Nach 5 Jahren meldete sich die Patientin wieder bei ihrem Analytiker zu einer vereinzelten Konsultation. Vor kurzem war ihre Mutter nach längerer Krankheit gestorben. Die Patientin hatte weiterhin mit ihr zusammengewohnt und hatte die Mutter getreulich gepflegt bis sie starb. Jetzt klagte die Alleinstehende über eine große innere Leere; sie hätte, so meinte sie, nie gedacht, daß die Mutter ihr so fehlen könnte. — Sie hat auch im Anschluß an den Verlust der Mutter eine 2jährige Depression durchgemacht, die das Maß einer natürlichen und verständlichen Reaktion überschritten zu haben scheint. Dann fing sie sich wieder auf, indem sie sich in ihrem Verwandten- und Bekanntenkreis zur stillen und behenden Helferin entwickelte und, wo immer es die Not erforderte, pflegend und ordnend einsprang. Das Größte leistete sie 65jährig an ihrer leiblichen Schwester, einer ungemein durchschlagskräftigen Person, die das herrische Wesen von ihrer Mutter mitgekriegt hatte: Als die Schwester postapoplektisch weinerlich rebellierend im Bette lag, pflegte sie diese Nachfolgerin ihrer Mutter mit beispielhaftem Geschick, wobei die Pflegende allerdings 6 kg an Gewicht verlor und an nervösen Magenschmerzen litt. „Das ist eben mein Platz, dahin bin ich nun einmal gestellt", versicherte mir die freundliche Dame mit einem heiteren Lächeln. „Als ich jung war, wußte ich das gar nicht, ich hatte etwas wie ein Sträuben dagegen in mir. Aber bei Doktor N. habe ich es gemerkt, seither gehts besser. — Wir sind übrigens ordentlich aneinander geraten ein paarmal, der Doktor und ich, aber das ist doch recht, wenn man es sagt wie es ist, oder?" fügte sie mit einem listigen Augenzwinkern hinzu.

Man kann epikritisch sagen: Die Analyse dieser Mutterbindung ist trotz der erfolgreichen analytischen Auflösung des Anfallsleidens nicht gelungen. — Mir persönlich schien es bei dieser Unterredung, daß die Kranke vielleicht ein Schicksal, dessen Untergründe man schwer ermessen kann, bewußt akzeptierte, indem sie ihre Mutter samt deren Geist, Wesen und Wiederholung auf sich nahm. Des Urteils, ob die heutige dienende Haltung der Patientin neurotisch sei oder nicht, möchten wir uns enthalten.

Die Lebens- und Behandlungsgeschichte unseres zweiten erfolgreich Analysierten ist in dem Buch „Einführung in die psychosomatische Medizin" von M. Boss auf S. 144—157 beschrieben (Hans Huber Verlag, Bern 1955).

2. Der Ingenieurstudent hatte uns 24jährig ein einziges Mal wegen neurotischer Examensangst mit Erstickungsgefühlen aufgesucht, um sich ein Zeugnis zur Examensverschiebung zu holen. Leider hat man damals seinen Blutdruck nicht gemessen; denn 34jährig, nachdem er ein tüchtiger Ingenieur geworden war, litt er bereits an einer Hypertonie von angeblich über 200 mm Hg systolisch. 37jährig erkrankte er an ménièreartigen Schwindelanfällen, die mit Kopfweh und Angstzuständen einhergingen. Im folgenden Jahr (1948) kam es zur klinischen Abklärung, die als einzigen Befund die schwere essentielle Hypertonie (bis 240/135 mm Hg!) bestätigte. Unter blutdrucksenkender Medikation kam es zu einer massiven Angst-Exacerbation, was den Anstoß zur Psychotherapie gab. Die eingehende Darstellung dieser Behandlung ist bei M. Boss nachzulesen. Sie ist von 2 Schülern des Autors fortgeführt worden und geht heute noch weiter. Was der Patient heute noch an Angst erlebt, vergleicht sich kaum mehr mit den früheren Katastrophenerlebnissen und läßt sich von mäßigen Hypertoniesymptomen nicht unterscheiden: Er hat ab und zu leichte beengende Herzsensationen und Schwindelgefühle, was er beides in seiner viel gelösteren inneren Haltung auf sich zukommen und über sich hinweggehen läßt ohne sich übermäßig zu ängstigen. Seine Hypertonie können wir nur bis vor einem Jahr verfolgen, weil der Patient bei uns eine Messung ablehnte (er hatte mit sich abgemacht, der jahrelangen Messerei ein Ende zu setzen). Seine Ärzte berichteten mir, daß der Blutdruck in den vergangenen Jahren systolische Werte von 200 selten über- und von 160 selten unterschritt und daß der diastolische Wert sich meist um 100 herum bewegte, selten darüber und nie unter 90 war.

Die Angst kann als geheilt, die Hypertonie wohl nur als gebessert und um ihre Exacerbationen vermindert gelten. Wir begegnen hier einer Erscheinung, die von Hypertonieforschern auf psychosomatischem Gebiet oft beschrieben wird (vgl. z. B. REISER[170] und WYSS[182]): daß nämlich durch die Psychotherapie auch dann das subjektive Leiden ganz erheblich gebessert oder sogar die Persönlichkeitsreifung gefördert werden kann, wenn die Hypertonie unverändert bleibt. Auch unter den von VERENA MIDDENDORP[11] nachuntersuchten Patienten unserer Poliklinik findet sich ein solcher Fall. Außerdem berichtet diese Autorin über einen Ulcuspatienten, dessen Schmerzen trotz unverändertem Ulcus unter Psychotherapie verschwanden und über einen Kopfwehkranken, dessen Beschwerden nach der Therapie wie vorher weiterbestanden, aber nicht mehr so quälend empfunden wurden. In unserem eigenen Krankengut sind wir bei den erfolgreich Behandelten häufig auf analoge Erscheinungen gestoßen. Die psychotherapeutischen Alltagserfahrungen lehren uns ähnliches auf allen Gebieten der Neurosen, auch der reinen Psychoneurosen, wo Phobien und Zwänge ihren Stachel weitgehend verlieren können, auch wenn sie bestehen bleiben. Schließlich ist daran zu erinnern, daß selbst „rein" körperlich verursachte Leiden bekanntlich unter geschickter Führung des Arztes oft in erstaunlichem Maße erträglicher werden können. Die *„Leidensverminderung bei Symptompersistenz"* ist eine häufige Erscheinung in der Psychotherapie. Oft gelang man zum Eindruck, daß die Psychotherapie Krankheiten nicht zu beeinflussen vermöge, wohl aber die Menschen.

## 4. Die Unmöglichkeit der psychotherapeutischen Erfolgsstatistik: Unvergleichbarkeit von Behandelten und Unbehandelten in Bezug auf Persönlichkeiten und Spontanprognosen

Es versteht sich von selbst, daß wir an unserem kleinen, an eigentlichen langen Psychotherapien armen Material keine Erfolgsstatistik treiben werden. Wir haben außerdem Gründe anzunehmen, daß die Aufstellung einer brauchbaren Psychotherapie-Erfolgsstatistik auch in Zukunft und auch an riesigem Material nicht gelingen wird.

Einen ersten Grund kann man darin erblicken, daß ganz allgemein eine Therapie bei chronischen, wechselvoll verlaufenden Leiden nur dann statistisch gut beurteilt werden kann, wenn sie einigermaßen häufig, rasch, nachhaltig und faßbar wirkt. Daß die Psychotherapie ihrer Natur nach die Summe dieser Bedingungen nicht erfüllt, haben die bisherigen Erfahrungen der Praxis und der Literatur gezeigt. Aus dieser Erkenntnis heraus „die" Psychotherapie für nutzlos zu halten, wie dies einzelne Autoren durchblicken lassen, dürfte ebenso unberechtigt sein, wie wenn man etwa die Nutzlosigkeit der Kindererziehung behaupten wollte, weil diese unmeßbar ist und auf lange Sicht wirkt.

Außerdem gibt es aber noch einen andern, sehr prinzipiellen Grund, der die Aussichten einer brauchbaren Psychotherapie-Erfolgsstatistik schwinden läßt: Es zeigt sich nämlich. daß *die Psychotherapiepatienten zu den Persönlichkeitstypen mit relativ günstiger Spontanprognose gehören* — nämlich eben zu den intelligenten, initiativen, aufgeschlossenen und gefühlstiefen Charakteren; während die matten und allgemein unbegabten Menschen mit ihrer so deutlich schlechteren Allgemeinprognose auch selten die Aufgeschlossenheit und Disziplin aufbringen, sich einer Psychotherapie anzuvertrauen und sie regelmäßig zu besuchen.

Diese Zusammenhänge zeigen sich schon beim Studium unseres kleinen Materials mit seinen kurzen Therapien ganz deutlich, besonders wenn wir die 28 „regelmäßig" Behandelten dem Gros der Unbehandelten gegenüberstellen: Unter den Behandelten, besonders aber unter den erfolgreich Behandelten, häufen sich die im obigen Sinne „wertvollen" und begabten Persönlichkeiten derart, daß an einem „Auswahleffekt" oder noch besser an einer Art „Wahlverwandtschaft" zwischen Psychotherapie und Persönlichkeit kein Zweifel bestehen kann. Das alte Wort, das sich schon im Kapitel über die Ausgänge aufdrängte: „Wer hat, dem wird gegeben", begegnet uns hier aufs Neue in erhöhter Deutlichkeit. So bestätigt sich die Regel, die M. BLEULER[135] für seine schockbehandelten Geisteskranken gefunden hat — daß nämlich die Kur bei den Kranken mit guter Spontanprognose besser wirkt — auch für die Psychotherapie.

Diese Erkenntnisse sind keineswegs neu. In der Psychotherapie-Literatur wird von den verschiedensten Autoren immer wieder darauf hingewiesen, daß die Bildung „homogener Vergleichskollektive" im Sinne von OBERHOFFER[167] oder die Aufstellung vergleichbarer unbehandelter „Kontrollgruppen" schwierig sei (z. B. Eysenek[141], HARRIS[8], EITINGER[5], OBERNDORF[168, 169]). Wir glauben, daß sie unmöglich ist und wagen zu vermuten, daß sie es bleiben wird.

Dieselben Regeln wirken sich natürlich auch auf den Zeitpunkt und die Art des *Behandlungsabbruches* aus. Wir können in dieser Beziehung für unsere Kranken wörtlich wiederholen, was FRANK[142] an Eigenschaften nennt, die bei seinen 91 Patienten das Verharren in der Behandlung begünstigt hatten: Es sind dies gehobene soziale Lage, gute Erziehung, geregelte Arbeit, Bereitschaft zur Verknüpfung des Leidens mit persönlicher Verantwortlichkeit, Beeinflußbarkeit, Ausdauer, charakterliche Integrität. — Es macht also den Anschein, daß schon im Wesen der Psychotherapie das Fehlen ihrer statistischen Kontrollierbarkeit begründet liegt, — was innerhalb der Medizin ungewohnt anmuten mag.

*Im einzelnen* kann freilich die Wirkung der Psychotherapie über jeden Zweifel erhaben sein. Wir erinnern z. B. an das Abklingen der seit 8 Jahren bestehenden hysterischen Anfälle der auf S. 101 dargestellten Analysenpatientin. Allerdings dürfte jenes Beispiel nebenbei auch zeigen, wie schwer die Heilung von der Kranken erkämpft werden mußte — und wie wenig häufig ein solches Ausmaß an Aufrichtigkeit, Überwindungskraft und Hingabe im allgemeinen anzutreffen sein dürfte. Die Persönlichkeitsreifung erscheint denn auch in diesem Falle noch bedeutungsvoller als die Symptomheilung.

Natürlich wirken außer der Persönlichkeit des Patienten noch viele „*äußere Einflüsse*" auf das Zustandekommen und den Gang der Psychotherapie ein, und zwar im Sinne der Wechselbeziehungen, wie wir sie im Schlußabschnitt des Kapitels VII beschrieben haben. Dazu gehört nicht zuletzt auch die Persönlichkeit und die Erfahrenheit des Arztes, was ebenso selbstverständlich ist wie es dem Sinn einer Statistik zuwiderläuft. Denn in der Tat handelt es sich bei den Entstehungsgeschichten psychotherapeutischer Behandlungen oft weniger um klare Routine-Indikationen als um Manifestierungen von Wahlverwandtschaften.

Anderseits ist auch das Nicht-Zustandekommen einer Psychotherapie nicht überall nur aus den inneren Persönlichkeitseigenschaften der Patienten selber zu erklären. Heikle Milieueinflüsse können störend eingreifen. Wir denken z. B. an 2 Fälle begabter junger Mädchen, die von ihren abgelehnten Müttern zu uns geschickt worden waren und uns demgemäß, leider unkorrigierbar, als verlängerten Arm der Mutter empfanden. Bei der einen davon konnte ein kurzer Psychotherapieversuch unternommen werden. Wer uns aber heute in warmen Worten dafür dankt, ist die Mutter, welche gleich mit der Patientin zusammen bei uns erschienen ist, während diese selber in der gleichen höflichen Reserve verharrte, die sie schon damals nicht durchbrochen hatte und die sie bis heute gegen das Leben aufrecht erhalten hat. Aus unseren Krankengeschichten und Nachuntersuchungen der psychotherapeutisch Behandelten ergibt sich der Eindruck, daß diese Behandlungen weniger „indizierbar" sind, als daß sie „zustandekommen" müssen. Es kommt günstigenfalls bei der Einleitung der Behandlung gleichsam

zu einem sukzessiven Aufeinanderzuschreiten von Arzt und Patient, aber nicht
zur einfachen Durchführung einer Verordnung.

Wie fein und verwickelt die Zusammenhänge zwischen Neurosenverlauf und
Psychotherapie sein können und wie sehr sie oft jenen im Schlußabschnitt des
Kapitels VII geschilderten Wechselwirkungen zwischen „äußeren Einflüssen" und
„innerer Verlaufstendenz" ähnlich sehen, illustriert jene auf S. 87f. geschilderte
Direktionssekretärin.

Wir haben nämlich bei der dortigen Darstellung unser Gespräch mit der älteren Schwester
unterschlagen, von der wir nur erwähnten, daß sie in einer schweren Mutterbindung hängen
geblieben sei. Dieses Mädchen nun unterzog sich in späteren Jahren einer langen nervenärztlichen Behandlung. Unsere Patientin, der Stolz und Selbständigkeitsstreben das Aufsuchen solcher Hilfe verbot, verfolgte nichtsdestoweniger den Gang dieser Therapie und ihre
Wirkungen auf die Schwester mit großer Aufmerksamkeit und heimlicher Anteilnahme.
Die Behandelte ihrerseits, die im Laufe der Therapie sich innerlich und räumlich aus einer
alten verhängnisvollen Haßbindung zu befreien vermochte und sich ihr Leben neu gestaltete,
ließ gesprächsweise mit der Zeit nicht wenig vom Lebensmut ihrer eigenen neuerworbenen
Selbstverantwortlichkeit in unsere Kranke hinüberfließen; ein Vorgang, dessen hohe Bedeutung heute beiden Partnerinnen bewußt ist. Es ist unseres Erachtens keineswegs verfehlt, die
endliche „Selbstheilung" unserer Patientin als einen Erfolg der Therapie ihrer Schwester aufzufassen — ebenso wie niemand bestreiten kann, daß das ursprüngliche Vorangehen unserer
Patientin beim Gestalten eines eigenen Berufs- und Privatlebens der weicher angelegten
Schwester „imponierte" und in ihre Nebelwand ein Loch riß, durch welches hindurch das
gebundene Mädchen Hilfsmöglichkeiten überhaupt erst wahrnehmen konnte.

Wir halten dergleichen Vorkommnisse nicht für Raritäten. Wenn dem allem
aber so ist, wie soll dann eine Psychotherapie-Erfolgsstatistik angelegt werden?

### *Kapitelzusammenfassung*

Anläßlich der Erstuntersuchung kam es bei gut ⅓ der Patienten lediglich zu
einer Einzelkonsultation und bei einem weiteren ⅓ zu 2—4 Konsultationen
beratenden Charakters. Unregelmäßige psychagogische Besprechungen von 5—124
Konsultationen kamen 15mal, hypnotische Kuren von 4—30 Sitzungen 7mal und
regelmäßige Psychotherapien von 5—32 Sitzungen 11mal zustande. In einem Fall
wurde eine kurze klassische Analyse von 28 Std durchgeführt. — 39 Patienten
suchten später wieder unsere Poliklinik und 17 einen privaten Nervenarzt auf. —
Insgesamt wurden knapp ¼ aller Patienten im Laufe ihres Lebens mit mindestens
5 regelmäßig aufeinanderfolgenden psychotherapeutischen Sitzungen behandelt.

Von außen gesehen wurden die groben Syndromverläufe durch die Psychotherapien selten deutlich beeinflußt. Subjektiv beurteilten etwa die Hälfte aller
Patienten rückblickend die psychiatrische Hilfe positiv. Die Wertschätzung der
Hilfe erwies sich als unabhängig vom Alter der Patienten und als weitgehend
unabhängig von der Dauer der Behandlung. Unter den Magenleidenden und unter
den Hypnotisierten häuften sich die negativen Urteile. Dort, wo die Dankbarkeit
am ausgesprochensten war, bezog sie sich nicht auf Symptombesserungen, sondern
auf das Erlebnis, daß sich der Psychiater Zeit für den Kranken genommen habe.

Die Regelmäßigkeit der Sitzungen erwies sich als das geeignetere Maß für die
Intensität der Behandlung als die Anzahl oder die durchschnittliche Dichte der
Sitzungen. Unter den regelmäßig Behandelten kam es nicht selten zur Leidensverminderung trotz Symptompersistenz. Durch analytisch orientierte Behand-
lungsmethoden scheinen viele Patienten überfordert zu werden. Psychoanalysen

wurden etwa 6mal versucht und 2mal durchgeführt. In diesen beiden Fällen erscheinen die besonders wertvollen Behandlungsergebnisse als auf anderen Wegen unerreichbar.

Es läßt sich zeigen, daß die Patienten, die für eine regelmäßige Psychotherapie zu gewinnen sind, meistens Persönlichkeiten mit günstiger Spontanprognose sind. In besonderem Maße trifft dies für die erfolgreich Behandelten zu. Es ist deshalb zu erwarten, daß sich auch in größerem Material keine „vergleichbaren unbehandelten Kontrollgruppen" aufstellen lassen. Ähnlich wie bei anderen „äußeren Einflüssen" lassen sich auch bei den Psychotherapien verwickelte Wechselbeziehungen zu Syndrom-Verlaufstendenzen und zu Milieufaktoren nachweisen. Die Psychotherapie läßt sich selten „indizieren", vielmehr muß sie meist als das Resultat einer Wahlverwandtschaft (nicht nur in Bezug auf die Persönlichkeiten von Arzt und Patient, sondern auch in Bezug auf die psychotherapeutische Situation) „zustandekommen". Da die Psychotherapie außerdem ihrer Natur nach nicht häufig rasch wirkt, sind die notwendigen *Voraussetzungen für ihre statistische Überprüfbarkeit grundsätzlich nicht gegeben*. In konkreten Einzelfällen erscheint dagegen die psychotherapeutische Heilwirkung evident. Darüber hinaus kann eine psychotherapeutische Behandlung auf die Angehörigen des Patienten und auf seine späteren Lebenszeiten „Fernwirkungen" ausüben, die in ihrer Tragweite nicht meßbar sind.

# XI. Zusammenfassung

**Einleitung.** Die langen Verläufe der neurotischen Störungen sind viel weniger bekannt als die Langstreckenprognosen der hospitalisierungsbedürftigen endogenen Psychosen. Die Gründe dafür sind technische (mühsames Aufsuchen der ehemaligen Patienten), wissenschaftsgeschichtliche (divergierende Entwicklung von Klinik und Psychoanalyse) und ideelle (Abneigung gegen psychotherapeutisch sterile Statistiken). Die wenigen einschlägigen Arbeiten mit untereinander vergleichbaren Untersuchungsmethoden lassen immerhin vermuten, daß die Krankheitserscheinungen oft günstiger verlaufen als vorausgesehen wurde und daß (wohl mit Ausnahme der Zwangskrankheiten) Ausgänge in neurotische Invalidität und in Psychosen selten sind. — Die Versuche zur statistischen Demonstration des Erfolges oder der Erfolgslosigkeit psychotherapeutischer Behandlungsverfahren konnten aus prinzipiellen Gründen nicht gelingen.

Das Ziel der vorliegenden Arbeit ist es, einen Beitrag zu liefern zur empirischen Neurosenlehre und zur allgemeinen Prognostik der nicht körperlich begründbaren Seelenstörungen. Entsprechend den praktischen Untersuchungsmöglichkeiten wird das eigene Krankengut vorwiegend nach *deskriptiven*, nicht nach psychodynamischen Gesichtspunkten bearbeitet.

**Methodisches** (Auswahl, Beschreibung und Nachuntersuchung des Krankengutes):

Unter 7000 Krankengeschichten der Psychiatrischen Universitätspoliklinik Zürich (Ambulanz) aus den Jahren 1932—1939 betrafen 800 nicht-schwachsinnige neurotische Kranke (fast ausschließlich Erwachsene). Davon wurden nur diejenigen 319 berücksichtigt, die ohne äußeren (z. B. behördlichen) Druck in die

Poliklinik gelangt waren und bei denen weder unsoziale Charaktereigenschaften noch aufsehenerregende Verhaltensstörungen im Vordergrund standen. Von diesen 319 äußerlich und sozial relativ „geordneten" neurotischen Patienten wurden diejenigen 126 aufgesucht, die heute in der Stadt Zürich wohnhaft und identifizierbar sind. Dieses Probandenmaterial zeigt in diagnostischer, soziologischer und mortalitätsstatistischer Hinsicht keinen faßbaren Auswahleffekt gegenüber dem Ausgangsmaterial von 319 Patienten. 6 Probanden von den 126 Aufgefundenen verweigerten die Nachuntersuchung. Bei diesen 6 Ablehnenden kommen wahrscheinlich gehäuft ungünstige Charakterentwicklungen, aber wohl keine Psychosen vor. Unter den verbleibenden 120 Probanden standen bei den 67 Frauen am häufigsten hysterische und angstneurotische, bei den 53 Männern eher neurasthenische und organneurotische Syndrome im Vordergrund. Wochen- bis monatelange Arbeitsunfähigkeit bestand nur bei etwa $^1/_5$ aller Probanden. Eine einigermaßen regelmäßige Psychotherapie (von 5—30 Sitzungen) kam damals nur bei $^1/_6$ aller Patienten zustande.

Die 111 lebenden Probanden wurden alle persönlich durch individuell vorbereitete, meist einmalige, durchschnittlich 1½stündige Unterredungen nachuntersucht; über die 9 Verstorbenen berichteten uns zur Hauptsache die Hinterbliebenen. Ergänzende Unterredungen mit Angehörigen wurden uns in gut der Hälfte, mit Bekannten in knapp einem Viertel der Fälle gestattet. Außerdem konnten mehr als 150 telephonische Auskünfte behandelnder Ärzte, rund 370 auswärtige Krankengeschichten, gut 50 nicht-ärztliche Akten und etwa ebensoviele Akten über Angehörige verwertet werden. Bei 9 Probanden fehlen uns Auskünfte von dritter Seite über die heutigen Lebensverhältnisse.

Die Katamnesen umfassen 18—42, im Mittel 24 Jahre.

**Soziale Prognose.** Die Verteilung und vielleicht auch die Entwicklung der *beruflichen Stellungen* unserer Probanden scheint im ganzen von den Verhältnissen in der Gesamtbevölkerung nicht deutlich abzuweichen. Sozialen Abstieg fanden wir nur selten, sozialen Aufstieg bei knapp einem Viertel der Männer. Die *Zivilstandsverhältnisse* der männlichen Probanden entsprechen für die ganze Beobachtungszeit dem Bevölkerungsdurchschnitt der Stadt Zürich; in Bezug auf die Scheidungshäufigkeit (30%) gilt dies für beide Geschlechter. Hingegen bleiben unsere weiblichen Probanden signifikant häufiger ledig. Die eheliche Fruchtbarkeit der verheirateten 45 Frauen und 48 Männer ist normal. Uneheliche Herkunft und uneheliche Fortpflanzung ist dagegen bei unseren 120 Probanden signifikant selten (wohl infolge der ursprünglichen Ausschaltung der Debilen und Haltlosen). Die *Arbeitsfähigkeit* war mit Ausnahme von 5 hysterisch Krankheitssüchtigen und von 2 schizophrenen Probandinnen sowie von 2 psychasthenischen Hilfsarbeitern nie so lange und so schwer gestört, daß sich irreversible soziale Auswirkungen eingestellt hätten. Hingegen haben etwa $^1/_3$—$^1/_2$ aller Probanden wegen sicher neurotischer Körpersymptome somatische *Krankenhausaufenthalte* durchgemacht (was bei den für reine Psychotherapie oft unzugänglichen Kranken nicht unbedingt vermeidbar oder sinnlos gewesen ist). Zu *psychiatrischen Hospitalisationen* wegen hysterischen und neurotisch-depressiven Störungen kam es bei 5 Männern und 8 Frauen, meist innerhalb des ersten Viertels der Beobachtungszeit. Die spätere Entwicklung dieser Probanden war nicht ungünstiger als die der anderen. — Die soziale Prognose erwies sich bei unserem Krankengut (und bei der heutigen Vollbeschäftigung) im allgemeinen als *günstig* mit Ausnahme der seltenen Entwicklungen von endogenen Psychosen (2 Fälle) und der nicht häufigen „hysterischen" Krankheitssucht (5 Fälle).

**Kindheitsmilieu.** Unsere „broken-home"-Ziffer beträgt 40%, wenn wir bloß die durch Tod, Trennung von den Eltern oder Scheidung der Eltern vor dem 16. Altersjahr der Probanden aufgelösten Familien zählen; 55%, wenn wir auch noch die schweren Alkoholikerfamilien, und 80%, wenn wir außerdem die schwerer gestörten Elternpersönlichkeiten berücksichtigen. Diese Ziffern sind denjenigen für Alkoholiker und für Schizophrene ähnlich, sie sind aber wahrscheinlich höher als diejenigen für Gesunde. — Solche Prozentzahlen vermögen die ätiologische Hauptfrage (Milieuwirkung oder Vererbung) aus prinzipiellen Gründen nicht zu klären. Statistische Zusammenhänge zwischen dem Kindheitsmilieu und den späteren Diagnosen und Verläufen wurden nicht gefunden. — Es wird darauf hingewiesen, daß die psychiatrische Familienbild-, Milieu- und Belastungsforschung sich zu einem erheblichen Teil auf den Satz reduzieren läßt, daß sich in den Familien Ähnliches häuft.

**Beziehungen zu den endogenen Psychosen.** In Übereinstimmung mit anderen Autoren fanden wir für die ambulanten Neurotiker selber sowie auch für ihre Angehörigen keine erhöhte Erkrankungswahrscheinlichkeit an endogenen Psychosen gegenüber der Gesamtbevölkerung. Verlauf und Familienbild unserer Neurosen sprechen gegen ihre nosologische Stellung als „Übergänge" zwischen normaler Konflikthaftigkeit und endogener Psychose. Diese beiden Sätze scheinen nicht für die Zwangskranken und ihre Verwandten mit ihrer erhöhten Gefährdung für endogene Psychosen zu gelten. — Alle 13 im Laufe der Beobachtungszeit gestellten Verdachtsprognosen auf Schizophrenie haben sich in der Folge als unzutreffend erwiesen.

**Verlaufstendenzen verschiedener Syndrome** (die rein symptomatologisch-deskriptiv umschrieben werden):

Unser *Krankengut* umfaßt u. a. 24 hysterische, 31 angstneurotische, 12 hypochondrische, 20 neurotisch-depressive, 29 neurasthenische und 32 „magenneurotische" Verläufe, wobei sich natürlich mehrere verschiedenartige Syndromverläufe beim selben Probanden „überlagern" können (z. B. hysterische Episode bei chronischer Angstkrankheit). Bei den Hysterien und den Angstneurosen überwiegen die Frauen, bei den Hypochondrien, Neurasthenien und Magenneurosen die Männer. Über die Zwangskrankheiten geben wir lediglich eine Literaturübersicht.

Die *hysterischen* Syndrome waren innerhalb von 5 Jahren nach Krankheitsbeginn bei ¾ der Patienten und zur Zeit der Nachuntersuchung bei allen abgeklungen (mit Ausnahme der 5 „hysterisch" Krankheitssüchtigen). Später folgten aber fast immer andere neurotische Syndrome nach — besonders depressive, organneurotische und psychosomatische. Ein Syndromwandel im umgekehrten Sinn trat äußerst selten auf, so daß die Richtung „von der Gebärde zur Beschwerde" als allgemeine *Sukzessionsregel zum Syndromwandel* gelten kann. 2 Fälle von „Hysterien", die entgegen dieser Regel *nach* längerdauernden ausdrucksärmeren Neuroseformen aufgetreten waren, entpuppten sich später als neurologische Leiden. — Die später auftretenden Syndrome waren von der hysterischen Phase meist durch symptomarme Intervalle getrennt, seltener ging die Hysterie kontinuierlich in andere Neurosenarten über. Mit dem phasischen Kurventypus scheint akuter, mit dem kontinuierlichen allmählicher Beginn der Hysterie korreliert, was einer Tendenz der Neurosenkurve zum Beibehalten ihres individuellen Wellenstils entspricht.

Die *Angstsyndrome* haben sich als hartnäckiger erwiesen als die Hysterien. Völlige Heilung von krankhafter Angst war in unserem Material selten, und rund die Hälfte aller Angstkranken sind heute noch durch ihre Ängste in erheblichem Maße behindert. Im Laufe der 2. Lebenshälfte stellt sich indessen oft eine merkliche Milderung ein (was man auch bei anderen Syndromen oft beobachten kann). Der meist gradlinige bis flach wellenförmige Verlauf der Angstkrankheit begleitet und überdauert oft andere, gleichsam „interkurrente" Syndrome wie z. B. Hysterien und Depressionen. Dabei scheinen die Angstmanifestationen um so chronischer und gleichförmiger zu verlaufen, je schleichender sie begonnen haben und je gleichmütiger die Kranken ihnen gegenüberstehen (wie z. B. bei gewissen Phobien). — Dort, wo in unserem Material herzneurotische Phasen auftraten, erwiesen sie sich meist als organneurotisch betonte Wellen innerhalb angstneurotischer Verläufe.

Die *Zwangssyndrome* scheinen nach anderen Autoren in der Mehrzahl der Fälle ähnlich gleichförmig bis wellenförmig zu verlaufen wie die meisten Angstkrankheiten, gelegentlich freilich auch episodisch. Ausgänge in endogene Psychosen treten bei den Zwangskrankheiten wahrscheinlich häufiger auf als bei den anderen Neurosen.

Die *hypochondrischen* Syndrome verliefen noch gleichförmiger, außer bei einer Kombination mit Depression. Eine besonnene Einstellung den oft wahnähnlichen eigenen Befürchtungen und Interessen gegenüber war besonders häufig.

Bei unseren neurotischen *Depressionen* handelte es sich meist um Episoden von wochen- bis jahrelanger Dauer, die im verständlichen Zusammenhang mit neurotischen Lebenskrisen standen. Sie bevorzugten oft eine zeitliche Mittelstellung zwischen den bunteren Initialsyndromen und den mehr oder weniger günstigen Ausgangszuständen. Selten traten später Rezidive ein und nie kam es zu deutlich cyclischen Verläufen. — Suicid und Suicidalität ist in unserem Krankengut nicht mit den Depressionen, sondern mit dem hysterischen Charakter (bei allen 4 suicidierten Probandinnen) korreliert.

Die Verläufe der *Neurasthenien* gleichen denjenigen der Angstkrankheiten. Die Heilungstendenzen der Impotenz erscheinen in unserem Krankengut unerwartet gering (3 Fälle von 18).

Die (internistisch-röntgenologisch voruntersuchten) *Magenneurotiker* können nachträglich oft, wenn nicht meist, auch als *Ulcuskranke* betrachtet werden: Bei der Hälfte unserer 20 männlichen Fälle wurde später röntgenologisch oder operativ ein ulcus ventriculi oder duodeni nachgewiesen. Auch bei den anderen Magenleidenden deutet der periodische Verlauf der Beschwerden vielleicht auf eine inapperzepte Ulcuskrankheit. Die Magenbeschwerden scheinen in Bezug auf Schwere und Dauer um so günstiger zu verlaufen, je später sie auftreten.

In der *Literatur* haben wir nur in Bezug auf unsere gute Prognose der Depressionen einen Widerspruch gefunden (jedoch bei wahrscheinlich anders geartetem Ausgangskrankengut). Anderseits fanden wir Übereinstimmungen hinsichtlich der durchschnittlichen Dauer der hysterischen Symptome, der Verlaufstendenzen von Angstneurosen und Neurasthenien und der Chronizität der Hypochondrien. Vielfach wird das Überwiegen der Nachbesserungstendenzen gegenüber den Verschlechterungstendenzen betont.

„*Äußere*“ *Schicksale* wie Eheschließungen oder Berufswechsel scheinen häufig mit dem Schweregrad, nicht aber mit der Symptomwahl der Neurose in Wechselwirkung zu treten. Dabei ist zwar oft der enge zeitliche Zusammenhang evident — namentlich bei Besserungen; hingegen können „innere“ und „äußere“ „Ursachen“ und „Wirkungen“ in der Regel nicht auseinandergehalten werden.

Im *Überblick* über die verschiedenen Syndrome läßt sich sagen, daß die Hysterien und die Depressionen entsprechend ihrem meist akuten oder subakuten Beginn sowie bei ihrem geringen Grad von Besonnenheit und Gleichmut die günstigste Symptomprognose haben; während die Angst-, Zwangs- und neurasthenischen Syndrome, vor allem aber die schleichenden wahnähnlichen hypochondrischen Entwirklungen zu chronischem, gleichförmigerem Verlauf neigen. Die prognostischen Besserungskriterien auf Grund von Beginn und Gemütszustand gelten nicht nur beim Vergleich zwischen den verschiedenen Syndromen, sondern auch innerhalb derselben.

**Ausgangszustände und Persönlichkeiten.** Unter Berücksichtigung der Entwicklung der Gesamtpersönlichkeit beurteilten wir gut die Hälfte der Probanden als gebessert und je knapp ¼ als ungebessert bis verschlechtert (ein wenigsagendes Zahlenverhältnis, das mit fast allen psychiatrischen Besserungsstatistiken auffallend übereinstimmt). Insgesamt erscheint die Prognose der Neurosen um so günstiger, je mehr man die äußerlich-soziale Einordnung und Bewährung und die Arbeitsfähigkeit ins Auge faßt; dagegen werden die Ausgänge um so schwieriger beurteilbar, je mehr man tiefere menschliche Werte miteinbeziehen möchte.

Unter den verschiedenen Syndromen zeigten lediglich die neurotisch depressiven Patienten auch hinsichtlich ihrer Persönlichkeitsentwicklung überdurchschnittlich günstige Ausgänge. Das Altern brachte oft eine Milderung chronischer Syndrome mit sich. Im allgemeinen waren (wie bei anderen Autoren) die Prognosen durch die psychiatrischen Erstuntersucher zu ungünstig gestellt worden. Der Einfluß der *prämorbiden Persönlichkeit* erwies sich als ausschlaggebend: Unter den ungünstigen Verläufen häuften sich die matten und schwächlichen, unter den günstigen die sthenischen und begabten Persönlichkeiten.

Vor allem bei den Gebesserten haben sich oft *neurotische Residualzustände* entwickelt. Wir verstehen darunter Manierismen, emotionelle Verkümmerungen oder Verbitterungen, denen meist „Komplexabspaltungen“ oder „Vorbeileben“ zugrunde liegt. Darin sind diese Residuen den schizophrenen Defektzuständen auffallend verwandt (was natürlich keine Wesensgleichheit der beiden zugrundeliegenden Krankheitsgruppen bedeutet). Die Residuenbildungen komplizieren die Beurteilbarkeit des Besserungsgrades erheblich. Immerhin haben wir versucht, die Eigenart und die menschlichen Wirkungen geheilter Persönlichkeiten zu schildern.

**Die Zusammenfassung der prognostischen Besserungskriterien** ergibt eine wörtliche Übereinstimmung mit der bekannten Prognostik der endogenen Psychosen:

1. Der Einfluß der prämorbiden Persönlichkeit ist offenkundig.

2. Der akute Beginn verbessert, der schleichende verdüstert die Prognose: z. B. akute Hysterie, subakute Angstneurose, schleichende Hypochondrie; plötzlich oder allmählich einsetzende Depression oder Neurasthenie.

3. Gemütsverstimmung und Bewußtseinsunklarheit verbessern, Gleichmut und Besonnenheit verschlechtern die Prognose: z. B. hysterischer Dämmerzustand gegen „belle indifférence“; depressiv bedingte gegenüber „interessierter“ Hypochondrie; Angstparoxyxmus gegen besonnene Phobie.

Die Neurosen verlaufen also nicht völlig regellos und nicht ausschließlich auf Grund individueller und unvergleichbarer Gegebenheiten.

Eine Parallele zu gewissen Eigenarten der Spätchizophrenien kann man in der häufigen Gleichförmigkeit der Verlaufes der spät einsetzenden Neurosen vermuten.

*Es scheint, daß die für die Langstreckenprognosen bedeutsamen Besserungsaussichten sich bei allen nicht körperlich begründbaren Seelenstörungen auf Grund derselben Erfahrungsregeln abschätzen lassen.*

**Zur Psychotherapie.** Bei $^2/_3$ der Patienten kam es anläßlich der Erstuntersuchung lediglich zu Beratungen in 1—4 Konsultationen, bei $^1/_8$ zu unregelmäßigen psychagogischen Besprechungen von 5 bis über 100 Konsultationen, in 7 Fällen zu vielstündigen hypnotischen Kuren. Nur in $^1/_{10}$ der Fälle (bei Einbeziehung der Hypnotisierten in $^1/_6$) konnten regelmäßige Psychotherapien zwischen 5 und 32 Sitzungen und nur in einem Fall eine kurze klassische Analyse von 28 Std durchgeführt werden. $^1/_3$ der Patienten suchten später wieder unsere Poliklinik und $^1/_7$ einen privaten Nervenarzt auf; so daß insgesamt *knapp* $^1/_4$ *aller Patienten* im Laufe ihres Lebens einmal mit *regelmäßiger Psychotherapie* von mindestens 5 Sitzungen behandelt worden sind. Psychoanalytische Behandlungen wurden 6mal versucht und 2mal erfolgreich abgeschlossen. Die Kurven der Syndromverläufe wurden durch die Behandlungen selten nachweisbar beeinflußt.

Etwa die Hälfte aller Patienten beurteilten die psychiatrische Hilfe rückblikkend positiv. Ausgesprochene Dankbarkeit bezog sich selten auf Symptombesserungen, häufig dagegen auf das „Zeit-haben“ des Psychiaters. Verhältnismäßig oft kam es zur Leidensverminderung bei Symptompersistenz.

Unter den knapp 30 Patienten, die im Laufe ihres Lebens für eine regelmäßige Psychotherapie gewonnen werden konnten, vor allem aber unter den erfolgreich Behandelten, häufen sich eindeutig die wertvollen Persönlichkeiten mit günstiger Spontanprognose — eine Selektionswirkung, die in der Natur der Psychotherapie liegt und die die Erstellung einer psychotherapeutischen Erfolgsstatistik wahrscheinlich auch in Zukunft und auch an größtem Zahlenmaterial illusorisch macht. Im Einzelfall können dagegen psychotherapeutische Heilwirkungen Evidenzcharakter erreichen.


# Literaturverzeichnis

*1. Vergleichbare Verlaufsuntersuchungen über mehr als 2 Jahre*

[1] CANESTRINI, L., e M. MORENO: Studio catamnestico delle personalià nevrotiche. (Collana di studi sui problemi medico — sociali XLII). Editore — Roma 1957.

[2] DENKER, P. G.: The prognosis of insured neurotics. N. Y. St. J. Med. **39**, 238—247 (1939).

[3] — Results of treatment of psychoneurosis by the general practitioner: A Follow-up study of 500 cases. N. Y. St. J. Med. **46**, 2164—2166 (1946) und Arch. Neurol. Psychiat. (Chicago) **57**, 504—505 (1947).

[4] DÜHRSSEN, ANNEMARIE: Die Beurteilung des Behandlungserfolges in der Psychotherapie. Z. psycho-som. Med. **3**, 201—210 (1957).

[5] EITINGER, L.: Studies in Neurosis. Acta psychiat. scand. Suppl. **101,** 47 (1955).

[6] HAMILTON, D. M., and J. H. WALL: Hospital treatment of patients with psychoneurotic disorders. Amer. J. Psychiat. **98,** 551—557 (1941/42).

[7] HAMILTON, D. M., H. J. VARNEY and J. H. WALL: Hospital treatment of patients with psychoneurotic disorders. Amer. J. Psychiat. **99,** 243—247 (1942).

[8] HARRIS, A.: The prognosis of anxiety states. Brit. med. J. 649—654 (1938/II).

[9] LANGEN, D., u. H. VEIT: Katamnesen nach stationärer Psychotherapie. Z. Psychother. med. Psychol. **4,** 281—296 (1954).

[10] LJUNGBERG, L.: Hysteria. A clinical, prognostic and genetic study. Acta psychiat. scand. Suppl. 112, Vol. **32,** 162 (1957).

[11] MIDDENDORP-MOOR, V.: Katamnestische Untersuchungen nach poliklinisch durchgeführter Kurzpsychotherapie. Psyche (Heidelberg) **10,** 664—675 (1957).

[12] MILES, H., et al.: Evaluation of Psychotherapie. With a follow-up study of 62 cases of anxiety neurosis. Z. psycho-som. Med. **13,** 83—105 (1951).

[13] MÜLLER, CH.: Vorläufige Mitteilung zur langen Katamnese der Zwangskranken. Nervenarzt **24,** 112—115 (1953).

[14] — Der Übergang von Zwangsneurose in Schizophrenie im Lichte der Katamnese. Schweiz. Arch. Neurol. Psychiat. **72,** 218—225 (1953).

[15] — Weitere Beobachtungen zum Verlauf der Zwangskrankheit. Mschr. Psychiat. Neurol. **133,** 80—94 (1957).

[16] RENNIE, T. A. C.: Prognosis in the psychoneuroses: benign and malignant developments. In: ZUBIN, J., and P. H. HOCH: Current problems in psychiatric diagnosis. N. Y.: 66—79 (1953).

[17] ROSS, T. A.: An enquiry into prognosis in the neuroses. Cambridge: Univ. press 1936.

[18] RÜDIN, E.: Ein Beitrag zur Frage der Zwangskrankheit, insbesondere ihrer hereditären Beziehungen. Arch. Psychiat. Nervenkr. **191,** 14—53 (1953/54).

[19] WHEELER, E. O., et al.: Neurocirculatory asthenia (anxiety neurosis, effort syndrome, neurasthenia). A twenty year follow-up of hundred and seventy-three patients. J. Amer. med. Ass. **142,** 878—889 (1950).

[20] ZIEGLER, L. H., and P. H. HEERSHEMA: A follow-up study of 111 nonhospitalized depressed patients after 14 years. Amer. J. Psychiat. **99,** 813—817 (1942).

[21] ZIEGLER, D. K., and N. PAUL: On the natural history of hysteria in women. A follow-up study twenty years after hospitalization. Dis. nerv. Syst. **15,** 301—306 (1954).


## 2. Schwerer vergleichbare Katamnesen


[22] BOEHM, F.: Erhebung und Bearbeitung von Katamnesen. Zbl. Psychother. **14,** 17 (1942).

[23] BOND, E., and F. J. BRACELAND: Prognosis in mental disease. Amer. J. Psychiat. **94,** 263—274 (1937).

[24] BOSTROM, K., u. V. HOGILD: Nachuntersuchung weiblicher Patienten mit leichteren seelischen Störungen (Vorl. Mitt.) Nord. Med. **47,** 778—783 (Dänisch) und engl. Zusfass. 783—784 (1952).

[25] CARMICHAEL, H. T., and J. H. MASSERMANN: Results of treatment in a psychiatric outpatient departement. A follow-up study of 66 cases. J. Amer. med. Ass. **113,** 2292 (1939).

[26] COBB, ST.: Treatment of psychoneurosis and results of follow-up study. Mschr. Psychiat. Neurol. **120,** 316—325 (1950).

[27] COMROE, B. J.: Follow-up study of 100 patients diagnosed as „neurosis". J. nerv. ment. Dis. **83,** 679—684 (1936).

[28] COON, G., and A. F. RAYMOND: A review of the psychoneuroses at Stockbridge. Austin Riggs Foundation Inc. 1940.

[29] COWEN, E. L., and A. W. COMBS: Follow-up study of 32 cases treated by non-directive psychotherapy. J. abnorm. soc. Psychol. **45,** 232—258 (1950).

[30] CURRAN, D., et al.: The problem of assessing psychiatric treatment. Lancet **2,** 1005—1009 (1937).

[31] DÜHRSSEN, ANNEMARIE: Katamnestische Untersuchungen bei Patienten nach analyt. Psychoth. Z. Psychother. **3,** 167—170 (1953).

[32] FRIESS, C., and M. J. NELSON: Psychoneurotics five years later. Amer. J. med. Sci. **203,** 539—558 (1942).

[33] GORDON, A.: Precipitating factors in neuroses and psychoses. Impressions and reflections during twenty-five years observation of a large number of cases, of which forty-five presented an uncommon opportunity for follow-up study to the present time. Arch. Neurol. Psychiat. (Chicago) **66**, 571—579 (1951).

[34] GÖRING, M. H.: Erfolgsmöglichkeiten der Psychotherapie. Zbl. Psychother. **8**, 219—227 (1935).

[35] GRANT, R. T.: Observations on the after histories of men suffering from the effort syndrom. Heart **12**, 121 (1925/26).

[36] HARDCASTLE, D.: A follow-up study of one hundert cases made for the departement of psychological medecine, Guy's Hospital. J. ment. Sci. **80**, 536—549 (1934).

[37] HUDDLESON, J. H.: Psychotherapy in 200 cases of psychoneurosis. Milit. Surg. **60**, 161 (1927).

[38] KRAULIS, W.: Zur Vererbung der hysterischen Reaktionsweise. Z. ges. Neurol. Psychiat. **136**, 174—258 (1931).

[39] LEWIS, E. P., and D. G. MCKERRACHER: The diagnosis and treatment of neurotic disorders. Canad. med. Ass. J. **41**, 366—373 (1939).

[40] LUFF, Mary, and M. GARROD: The after-results of psychotherapy. Brit. med. J. **2**, 54—59 (1935).

[41] MASSERMANN, J. H., and H. T. CARMICHAEL: Diagnosis and prognosis in psychiatry. With a follow-up study of the results of short-term general hospital therapy of psychiatric cases. J. ment. Sci. **84**, 893—946 (1938).

[42] SCHINDLER (Berlin): Was wissen wir von den Endzuständen der Zwangsneurosen? 5. Allg. ärztl. Kongr. f. Psychotherapie, Baden-Baden, Sitzg. v. 26.—29. 4. 1930. Zit. nach Zbl. ges. Neurol. Psychiat. **57**, 523 (1930).

[43] SCHOU, H. J.: Laboratory and catamnestic investigation into the so-called neuroses. Acta psychiat. scand. **8**, 383—398 (1938).

[44] —, u. H. VORBECK: Nevrastheniens og hysteriens prognose belyst ved efterundersökelser. Ugeskr. Læg. **103**, 1655 (1941).

[45] STRANSKY, E.: Subordination, Autorität, Psychotherapie. Eine Studie vom Standpunkt des klinischen Empirikers. 69 S. (Abh. a. d. Gesamtgeb. d. Med. Hrsg. v. W. Denk u. Th. Hryntschak.) Wien: J. Springer 1928.

[46] TERHUNE, W. B.: The phobic syndrome. A study of eighty-six patients with phobic reactions. Arch. Neurol. Psychiat. (Chicago) **62**, 162—172 (1949).

[47] THORLEY, A. S., and N. CRASKE: Comparison and estimate of group and individual treatment. Brit. med. J. **1**, 97—100 (1950).

[48] WATSON, R. J., and J. N. MENSH: The evaluation of the effects of psychotherapy: I. Sources of material. J. Psychol. (Provincetown) **32**, 259—273 (1952); II. A case study. J. Psychol. (Provincetown) Neurol. **32**, 275—291 (1951); III. Research design. J. Psychol. (Provincetown) Neurol. **32**, 293—308 (1951).

[49] WISHAW, R.: A review of the physical condition of one hundred and thirty returned soldiers suffering from the effort syndrome. Med. J. Aust. **2**, 891 (1939).

### 3. Behandlungsresultate ohne oder mit kurzen Katamnesen

[50] ALEXANDER, F.: Five years report of the Chicago Institute for Psychoanalysis, 1932—37.

[51] BIEN, E.: Die Angst vor dem Erröten. Zur Klinik und Psychologie der Ereuthophobie. 99 S. Stuttgart: Ferd. Enke 1930.

[52] BOHMANN, F., u. G. ODSTEDT: Die Neurosenklientel in einer Nervenheilanstalt. Nord. Med. **1939**, 2351—2354 und englische Zusammenfassung.

[53] BRAUCHLE, ALFRED: Drei Jahre Klinik und Poliklinik der Massensuggestion. Methode Coué. Münch. med. Wschr. **1929 II**, 1332—1335.

[54] CARP, E.: Die individual-psychologische Behandlungsmethode. (Eine kritische Auseinandersetzung.) 89 S. (Holländisch). Lochem N. V. Uitgevers-maatschapij „De Tijdstroom", 1938.

[55] CARUSO, J. A., u. H. J. URBAN: 1. Jahresbericht über die psychotherapeutische Ambulanz an der Nervenklinik Innsbruck. Wien. Z. ges. inn. Med. **29**, 81—93 (1948).

[56] CLAUDE, H.: La psychanalyse dans la thérapeutique des obsessions et des impulsions. Paris méd. **13**, 295—299 (1923).

[57] Dührssen, Annemarie: Die Überprüfung prognost. Urteile bei psychogenen Erkrankungen. Z. Psychother. **2**, 174—186 (1952).

[58] Eitingon, M.: Bericht über die Berliner psychoanalytische Poliklinik. Mit einem Vorwort von S. Freud. 20 S. Leipzig, Wien und Zürich: Internat. psycho-anal. Verlag 1923.

[59] — Zweiter Bericht über die Berliner psychoanalytische Poliklinik. Internat. Z. Psychoanalyse **10**, 229—240 (1924).

[60] Eysenek, H. J.: The effects of Psychotherapy. An Evaluation. J. cons. Psychol. **16**, 319—324 (1952).

[61] Fenichel, O.: Statistischer Bericht über die therapeutische Tätigkeit. In: Zehn Jahre Berliner Psychoanalytisches Institut, Wien 1930.

[62] Garfield, S. L., and M. Kurz: Evaluation of treatment and related procedures in 1216 cases referred to a mental hygiene clinic. Psychiat. Quart. **26**, 414—424 (1952).

[63] Goldfarb, A. I., and Helen Turner: Psychotherapy of aged persons. II. Utilization and effectiveness of „brief" therapy. Amer. J. Psychiat. **109**, 916—921 (1953).

[64] Gutheil, E.: Ergebnisse der aktiven analytischen Impotenztherapie. Z. Sexualwiss. **14**, 412—426 (1928).

[65] Harris, A.: A comparative study of results in neurotic patients treated by two different methods. J. ment. Sci. **100**, 718—721 (1954).

[66] Heyer, G. L., u. K. Bügler: Möglichkeiten und Grenzen der Psychotherapie bei Organneurosen. Kasuistische Mitteilung aus einer nervenärztlich-internen Praxis. Dtsch. Z. Nervenheilk. **98**, 123—150 (1927).

[67] Huddleson, J. H.: Psychotherapy in two hundred cases of psychoneurosis. Milit. Surg. **60**, 161—170 (1927).

[68] Jones, E.: Decennial report of the London clinic of psychanalysis. 1926—36.

[69] Kanter, A.: Klinische Neurosestudien. Nord. psychiatr. Medlemsbl. **11**, 95—108 (1957) (Norweg., mit englischer Zusammenfassung).

[70] Kessel, L., and H. T. Hyman: The value of psychanalysis as a therapeutic procedure. J. amer. med. Ass. **101**, 1612—1615 (1933).

[71] Knight, K. P.: An Evaluation of the results of psychoanalytic therapy. Amer. J. Psychiat. **98**, 434—446 (1941).

[72] Krapf: Über die Behandlung der Kriegsneurosen. Vortrag a. d. 21. Vers. mitteldtsch. Psychiater u. Neurologen in Leipzig, 27. 10. 1918.

[73] Kronfeld, A.: Über psychische Impotenz. Nervenarzt **2**, 521—532 (1929).

[74] Langen, D., u. R. Volhard: Mehrdimensionale Psychotherapie. Erfahrungsbericht von 200 ambulanten, psychotherapeutischen Behandlungen. Z. Psychother. med. Psychol. **3**, 1—18 (1953).

[75] Neustatter, W.: The results of fifty cases treated by psychotherapy. Lancet **228**, 796—799 (1935).

[76] Okumura, N.: Japanische Psychotherapie und Zen. (Wien, Sitzung v. 6.—7. 9. 1940). Kongr. ber. dtsch. allg. ärztl. Ges. Psychother. 183—202 (1941).

[77] Oserezkovski, D.: Die Behandlung der Zwangsneurosen durch Kollektivpsychotherapie. Ž. Nevropat.-Psihiat. **20**, 587—594 (1927).

[78] Peck, R.: Comparison of adjunct group therapy with individual psychotherapy. Arch. Neurol. Psychiat. (Chicago) **62**, 173—177 (1949).

[79] Riggs, A. F., and W. B. Terhune: The psychoneuroses. A problem in reeducation. Amer. J. Psychiat. **4**, 407—417 u. 442—448 (1925).

[80] Rödel, Renate: Psychotherapie bei älteren Menschen. Zur Prognostik psychotherapeutischer Kurzverfahren im Rahmen der internen Medizin bei Patienten im fortgeschrittenen Lebensalter. Psychiat. Neurol. med. Psychol. (Lpz.) **9**, 19—22 (1957).

[81] Rosenbaum, M., et al.: Evaluation of results of psychotherapy. Psychosom. Med. New York **18/2**, 113—132 (1956).

[82] Schmitz, H.: Erfahrungen mit der individualpsychologischen Behandlung nach Adler. Z. ges. Neurol. Psychiat. **112**, 793—806 (1928).

[83] Skottowe, I., and M. R. Lockwood: The fate of 150 psychiatric out-patients. J. ment. Sci. **81**, 502—508 (1935).

[84] Stokvis, Berthold: Psychotherapeutische Ergebnisse. Z. Psychother. med. Psychol. **2**, 262—263 (1952).

[85] STROTZKA, H.: Psychotherapeutische Erfahrungen in der Sozialversicherung. Wien. med. Wschr. **1952**, 859—861.

[86] WENGER, P.: Über weitere Ergebnisse der Psychotherapie im Rahmen einer medizinischen Poliklinik. Wien. med. Wschr. **84**, 320 (1934).

[87] WOLPE, J.: Objective psychotherapy of the neuroses. S. Afr. med. J. **1952**, 825—829.

[88] YASKIN, J. C.: The psychoneuroses and neuroses. A review of 100 cases with special reference to treatement and results. Amer. J. Psychiat. **93**, 107—125 (1936).

## 4. Krankhafte Persönlichkeitsentwicklungen

[89] BÜRGER-PRINZ, H.: Endzustände in der Entwicklung hyperthymer Persönlichkeiten. Nervenarzt **21**, 476—480 (1950).

[90] BUSER-WILDI, R.: Über die uneheliche Schwangerschaft und deren Unterbrechung aus psychiatrischer Indikation. Med. Diss. (Zürich 1948).

[91] CATALANO-NOBILI, C., e G. CERQUETELLI: Gli sviluppi psicopatici. Roma: Abruzzini 1955.

[92] GLAUS, A.: Zur Prognose und Behandlung der unsozialen Psychopathie. Schweiz. med. Wschr. **1951**, 722—726.

[93] CONN, J. H.: Brief psychotherapy of the sex offender. A report of a liaison service between a court and a private psychiatrist. J. clin. exp. Psychopath. **10**, 347—372 (1949).

[94] HOCHSTRASSER, P.: Beitrag zur sozialen Prognose des Exhibitionismus. Med. Diss. (Zürich 1951).

[95] HOLENSTEIN, A.: Nachuntersuchungen bei 95 auf Grund psychiatrischer Indikation sterilisierten Frauen. Praxis **41**, 413 (1952).

[96] HOPPELER, P. A.: Nachuntersuchungen von 100 auf Grund psychiatrischer Indikation ohne vorherige interruptio graviditatis sterilisierten Frauen. Praxis **44**, (1955). Med. Diss. (Zürich 1954).

[97] JSEMANN, K.: Bericht über die Abteilung für jenseits der Pubertät stehende Psychopathen im Jugendsanatorium Nordhausen a. Harz. Z. Kinderforsch. **32**, 1—17 (1926).

[98] LICHTENSTEINER, A. A.: Katamnestische Erhebungen und Nachuntersuchungen bei 40 Homosexuellen. Med. Diss. (Zürich 1954).

[99] MEGGENDORFER, F.: Klinische und genealogische Untersuchungen über „Moral insanity“. Z. ges. Neurol. Psychiat. **66**, 208—231 (1921).

[100] RHOMBERG, M.: Über den Wert ambulanter, fortlaufender psychotherapeutischer Beratungen männlicher Krimineller durch die psychiatrische Universitäts-Poliklinik Zürich. Med. Diss. (Zürich 1957).

[101] SASLOW, G., and A. D. PETERS: A follow-up study of „untreated" patients with various behavior disorders. Psychiat. Quart. **30**, 283—302 (1956).

[102] SIEGFRIED, S.: Psychiatrische Untersuchungen über die Folgen der künstlichen Schwangerschaftsunterbrechung. Schweiz. Arch. Neurol. Psychiat. **67**, 365 (1951).

[103] THÜRLIMANN, R.: Über die Indikation und den therapeutischen Erfolg der Kastration bei sexuell Perversen. Schweiz. Arch. Neurol. Psychiat. LVI. Med. Diss. (Zürich 1945).

[104] WYRSCH, J.: Krankheitsprozeß oder psychopathischer Zustand? (Beitrag zur Kenntnis der schizoiden Psychopathen.) Mschr. Psychiat. Neurol. **103**, 193—214 (1940).

## 5. Grenzfälle zu Psychosen

[105] BINSWANGER, L.: Schizophrenie. Pfullingen: Neske-Verlag 1957.

[106] EISENSTEIN, V. W.: Differential psychotherapy of borderline states. Psychiat. Quart. **85**, 379—401 (1951).

[107] MÜLLER-ECKHARD, H.: Das Erscheinen der Psychose am Ende der psychotherapeutischen Konfliktauflösung. Psyche (Heidelberg) **4**, 436—447 (1950).

[108] SHENKEN, L.: Borderline states. J. nerv. ment. Dis. **123**, 466—472 (1956).

[109] ZILBOORG, G.: Das Problem der ambulatorischen Schizophrenien. Psyche (Heidelberg) **11**, 199—209 (1957).

## 6. Zur Milieu-Forschung

[110] BLEULER, M.: Familial and personal back-ground of chronic alcoholics. In: DIETHELM, O.: Etiology of chronic alcoholism. S. 110—166 u. 167—178. Springfield Ill.: Charles C. Thomas Publ. 1955.

111 BOLLES, M. MARJORIE, HARRIET F. METZGER and MARJORIE WALLACE PITTS: Early home background and personality adjustment. Amer. J. Orthopsychiat. **11**, 530—534 (1941).

112 BROWN, F. W.: Heredity in the psychoneurosis. Proc. roy. Soc. Med. **35**, 785—790 (1942).

113 BROWN, W. T., and M. MOORE: Soldiers who break down-family background and past history. Milit. Surg. **94**, 160—163 (1944).

114 CONKLIN, AGNES M.: A study of personalities of gifted students by means of the control group. Amer. J. Orthopsychiat. **1**, 178—183 (1931).

115 DRÜHSSEN, ANNEMARIE: Zum Problem der „sozialen Vererbung". Z. Psychother. med. Psychol. Sonderh. VIII, 116 S. Stuttgart: G. Thieme 1957.

116 ERNST, K.: „Geordnete Familienverhältnisse" späterer Schizophrener im Lichte einer Nachuntersuchung. Arch. Psychiat. und Z. Neurol. **194**, 355—367 (1956).

117 — Die Bedeutung der Psychose für die Angehörigen. Psyche (Heidelberg) **10**, 510—514 (1956).

118 HUBER, H. U.: Statistische Untersuchungen über die Lebensverhältnisse späterer Schizophrener in ihrer Kindheit. Med. Diss. (Zürich 1954).

119 JNGHAM, H. V.: A statistical study of familial relationships in psychoneurosis. Amer. J. Psychiat. **106**, 91—98 (1949).

120 LIDZ, RUTH WILMANS, and TH. LIDZ: The family environment of schizophrenic patients. Amer. J. Psychiat. **106**, 322 (1949).

121 —, TH., B. PARKER and A. CORNELISON: The role of the father in the family environment of the chizophrenic patient. Amer. J. Psychiat. **113**, 126 (1956).

122 — et al.: The intrafamilial environment of schizophrenic patients. Amer. J. Psychiat. **114**, 241—248 (1957).

123 MADOW, L., and S. E. HARDY: Incidence and analysis of broken families in the background of neurosis. Amer. J. Orthopsychiat. **17**, 521—528 (1947).

124 MÜHLING, J.: Unveröffentlichte Arbeit; zit. nach HUBER, H. U.

125 NIELSEN, C. K.: The childhood of schizophrenics. Acta psychiat. scand. **29**, 281—289 (1954).

126 POLLOCK, H. M., B. MALZBERG and R. G. FULLER: Hereditary and environmental factors in the causation of manic-depressive psychoses and dementia praecox. New York: State Hosp. Press. Utica 1939; zit. nach HUBER, H. U.

127 PRESTON, G. H., and WINFRIED MC L. SHEPLER: A study of the problem of „normal" children. Amer. J. Orthopsychiat. **1**, 2 (1931).

128 ROSENBERG, S. J., and R. H. LAMBERT: Analysis of certain factors in histories of two hundred soldiers discharged from the army for neuropsychiatric disabilities. Amer. J. Psychiat. **99**, 164—167 (1942/43).

129 SLATER, E.: The neurotic constitution — a statistic study of 2000 neurotic soldiers. J. Neurol. Psychiat. **6**, 1 (1943).

## 7. Verschiedenes

130 ABRAHAM, K.: Zur Prognose psychoanalytischer Behandlungen in vorgeschrittenem Lebensalter. Int. Z. Psychoanalyse VI/2, 1920.

131 BAUMEYER, F.: Spezifische und unspezifische Faktoren bei der Organwahl. Z. Psychother. med. Psychol. **7**, 93—98 (1957).

132 BENEDETTI, G.: Die Alkoholhalluzinosen. Sammlg. psychiatr.-neurol. Einzeldarstellg. Stuttgart: Thieme 1952.

133 BIEN, E.: Probleme der psychischen Heilung. Fortschr. Sexwiss. **3**, 131—144 (1928).

134 BLEULER, E.: Lehrbuch der Psychiatrie. 9. Aufl. v. M. BLEULER. Berlin: Springer 1955.

135 BLEULER, M.: Das Wesen der Schizophrenieremission nach Schockbehandlung. Z. ges. Neurol. Psychiat. **173**, 553—597 (1941).

136 — Krankheitsverlauf, Persönlichkeit und Verwandtschaft Schizophrener und ihre gegenseitigen Beziehungen. Sammlung psychiat. u. neurol. Einzeldarst. 16. Leipzig: Thieme 1941.

137 — Die spätschizophrenen Krankheitsbilder. A. Neurol. Psychiat. u. ihre Grenzgebiete **15**, 259 (1943).

138 — Endokrinologische Psychiatrie. Stuttgart: Thieme 1954.

139 BINSWANGER, L.: Zur Frage der Häufigkeit der Schizophrenie im Kindesalter. Z. Kinderpsychiat. **12**, 33—50 (1945/46).

[140] ELROD, N.: Zur Phänomenologie der Besserung in der Psychotherapie. Acta Psychotherapeut. Psychosom. et Orthopäd. Suppl. ad Vol. 5, 1957. 200 S.

[141] EYSENEK, H. J.: The scientific study of personality. London 1952.

[142] FRANK, J. D., et al.: Why patients leave psychotherapy. Arch. Neurol. Psychiat. (Chicago) 77, 283—299 (1957).

[143] FRANKL, V. E., et al.: Handbuch der Neurosenlehre und Psychotherapie. München u. Berlin: Urban & Schwarzenberg 1957.

[144] FRENCH, TH. M.: Research in psychotherapy. Amer. J. Psychiat. 105, 229—230 (1948).

[145] FREUD, S.: Studien über Hysterie. Ges. Werke I, S. 140 u. 162.

[146] — Bemerkungen über einen Fall von Zwangsneurose. Ges. Werke VII, S. 463.

[147] — Nachwort zum „Bruchstück einer Hysterie-Analyse". Ges. Schriften, VIII, S. 115—126.

[148] — Nachschrift zur Analyse des kleinen Hans. Ges. Werke VIII, S. 264—265.

[149] — Vorwort zu M. EITINGON: Bericht über die Berliner Psychoanalytische Poliklinik. Ges. Werke XIII, S. 441.

[150] — Die endliche und die unendliche Analyse. Ges. Werke XVI, S. 59—99.

[151] GILLESPIE, R. D.: Hypochondria. London: Kegan, Paul 1929.

[152] HOFSTÄTTER, P. R.: Neurose und Psychotherapie in der Gesellschaft der Vereinigten Staaten von Amerika. Psychol. Prax. 10—21 (1956).

[153] HYMAN, H. T.: The value of psychanalysis as a therapeutic procedure. J. Amer. med. Ass. 107, 326—329 (1936).

[154] JONES, E.: Die Therapie der Neurosen. Intern. Psychoanalytischer Verlag, 1921.

[155] JUNG, C. G.: Über die Psychologie der Dementia praecox. Halle a. d. S.: Marhold 1907.

[156] KATZENELBOGEN, L.: Hypochondriacal complaints with special reference to personality and environment. Amer. J. Psychiat. 98, 815—822 (1942).

[157] KINKELIN, MARIANNE: Verlauf und Prognose des man.-depr. Irreseins. Schweiz. Arch. Neurol. Psychiat. 73, 100—146 (1954).

[158] KOREN, L., V. GOERTZEL and M. EVANS: The psychodynamics of failure in therapy. Amer. J. Psychiat. 108, 37—41 (1951).

[159] KRETSCHMER, E.: Störungen des Gefühlslebens. Buntes Handbuch der Geisteskrankheiten. Allgem. Teil. Bd. 1. Zit. nach JAHRREISS, W.: Das hypochondrische Denken. Arch. Psychiat. Nervenkr. 92, 686—823 (1930).

[160] LANDIS, C.: A statistical evaluation of psychotherapeutic methods. (In: HINSIE, L. E.: Concepts and problems of psychotherapy. London: W. Heinemann medical books. New York: Columbia University Press 1938, S. 155—169.)

[161] LANGFELDT, G.: The prognosis in schizophrenia. Acta psychiat. scand. Suppl. 110, Copenhagen 1956, 66 S.

[162] LINNEMANN, E. J.: Die Prognose bei Psychotherapie. (Dänisch) Nord. Med. 47, 727—730 und engl. Zusammenfassung 730 (1952).

[163] LUNDQUIST, G.: Prognosis and course of manic depressive psychoses. Acta psychiat. scand. Suppl. 35, (1945).

[164] MILLER, J. G.: Objective methods of evaluating process and autcome in psychotherapy. Amer. J. Psychiat. 108, 258—263 (1951).

[165] MÜLLER, CH.: Das Senium der Schizophrenen. Bibliotheca psychiatrica et neurologica. Basel: Karger-Verlag 1959.

[166] NEUSTATTER, W. L.: „Cans and can'ts" in psychotherapy. Med. Press. 248—251 (1949).

[167] OBERHOFFER, G.: Über einige Grundsätze der therapeutischen Erfolgsbeurteilung. (Bildung homogener Vergleichs-Kollektive.) Ärztl. Wschr. 12, 297—298 (1957).

[168] OBERNDORF, C. P.: Consideration of results in psychotherapy. Amer. J. Psychiat. 99, 374—381 (1942).

[169] — et al.: Symposium on the evaluation of therapeutic results. Int. J. Psycho-Anal. 29, 7—33 (1948).

[170] REISER, M. F., et al.: Life situations, emotions and the course of patients with arterial hypertensions. Psychosom. Med. 13, 133—139 (1951).

[171] ROSEN, J. N.: Direct analysis. New York: Grune & Stratton 1953.

[172] RÜMKE, H. C.: Praktische Erfahrungen zur Psychotherapie. 4. allgem. Kongr. f. Psychother., Bad Nauheim, Sitzg. v. 12.—14. 4. 1929.

[173] — Das Problem der Neurose. Bull. schweiz. Akad. med. Wiss. 4, 1—27 (1948).

[174] — La personnalité et la psychothérapie. Acta neurol. belg. **49**, 300—317 (1949).

[175] RUFFLER, G.: Einschätzung der Übertragung im Hinblick auf die Therapie. Acta psychother. (Basel) Suppl. Vol. **3**, 605—614 (1955).

[176] SELESNICK, S.: Psychotherapy in chronic peptic ulcer. Gastroenterology **14**, 364—368 (1950).

[177] SINGER, K.: Was ist's mit dem Neurotiker vom Jahre 1920 ? Med. Klin. **37**, 951 (1920).

[178] STOKHOLM, H.: Our concept of neurosis. A brief critical comment. Acta psychiat. scand. Suppl. **108**, 363—366 (1956).

[179] THORNE, F. C.: Rules of evidence in the evaluation of the effects of psychotherapy. J. clin. Psychol. **8**, 38—41 (1952).

[180] VERAGUTH, O.: Die Kennzeichen der Heilung durch Psychotherapie. Schweiz. med. Wschr. **55**, 797—801 (1925).

[181] WILDER, J.: Facts and figures on psychotherapy. J. clin. exp. Psychopath. **7**, 311—347 (1945).

[182] WYSS, D.: Die Psychotherapie der iuvenilen Hypertonie. Katamnestische Beobachtungen. Dtsch. med. Wschr. **80**, 822—826 (1955).

[183] ZUBIN, J.: Evaluation of therapeutic outcome in mental disorders. J. nerv. ment. Dis. **117**, 95—111 (1953).

### Nachtrag

[184] KLAJN, V., u. D. PETROVIĆ: Clinical Psychotherapy. Neuropsychol. (Zagreb) **5**, 34—41 (1957).

[185] KLEINSORGE, H., u. G. KLUMBIES: Kritische Prüfung einer Stichprobe von 1000 Psychotherapiefällen. Dtsch Gesundheitswesen **1957**, 1298—1309.

[186] STOKVIS, B.: Erfolge der Psychotherapie. In: Die Psychotherapie in der Gegenwart. Hersg. von E. STERN. S. 386—409. Zürich: Rascher 1958.

[187] VOINESCU, J., u. E. LOZAR: Katamnesen asthenischer Neurosen. Psychiat. Neurol. u. med. Psychol. **10**, 42—45 (1958).